耳鳴りをよくする食事

名医が教える最強のセルフケア

川越耳科学
クリニック院長
坂田英明

国立東京医療センター
聴覚障害研究室室長
神崎 晶

はじめに

いま、本書を手に取っているかたは、おそらく次のようなお悩みをお持ちではないでしょうか。

・寝ようとすると、耳鳴りの音が耳についてなかなか眠れない
・耳鳴りのせいで、話し相手の声が聞き取りにくい
・耳鳴りのせいで、いつもイライラしている
・耳鳴りのせいで、仕事に集中できない
・この耳鳴りは、これからもずっと続くのだろうか。ひょっとして、一生続くのではないか
・耳鳴りは重大な病気の前兆ではないか
・耳鳴りのせいで、耳が聞こえなくなってしまうのではないか
・家族が耳鳴りでとても悩んでいる。いいアドバイスができないか

耳鳴りとは、実際には音が鳴っていないのに、耳や頭の中で音が鳴っているように聞こえる症状です。

耳鳴りをほとんど経験したことのない人にとっては、何がつらいのかよくわからないかもしれません。

しかし、そうした点こそ、耳鳴りの一つの特徴といっていいものです。

耳鳴りがもたらす悩みは、冒頭で列挙したように実にさまざま。

自分が悩まされている音を、他人に聞かせることは（医者が聴診器を使って聞き取れる例外的なケースをのぞいて）できませんから、そのつらさを家族や周囲の人たちにもなかなか理解してもらえません。

患者さんは、たった一人で問題を抱えがちになります。

そのうえ、**耳鳴りという症状は、悩めば悩むほど、その症状がだんだんと悪くなっていく傾向が強い**のです。イライラがつのり、眠れなくなり、睡眠不足になり、耳鳴りのせいで仕事や会話にさえ支障が出てくるといったことも起こってきます。

耳鳴りがきっかけとなって、本格的な睡眠障害に陥ってしまったり、うつになったりする人もいるでしょう。

それだけではありません。

耳鳴りの場合、思い悩んだ末に、訪ねていった耳鼻咽喉科でも、

「耳鳴りは治りません」

「年のせいだから、よくなりません。あきらめましょう」

「あまり気にしないようにしましょう」

「一生つきあうつもりで、気長にやってきましょう」

などといわれてしまうことが珍しくありません。

頼って受診した医師にそんなふうにいわれてしまうと、突き放されたように感じるかたもいらっしゃるでしょう。

実際、耳鳴りは非常に**身近な病気**でありながら、**治りにくい疾患**でもあります。

本書でも詳しくお話ししますが、たとえば、最も患者数が多いと考えられる加齢性難聴

が原因となって起こる耳鳴りにしても、根本から治す治療はありません。

実際、耳鳴りがよくならずに、耳鼻咽喉科だけでなく、脳神経科など、いろいろなクリニックを巡り歩き、大学病院などにも通い、ドクターショッピングをくり返している患者さんもたくさんいらっしゃるのです。

「先生、私の耳鳴り、なんとかならないでしょうか」

憔悴した患者さんたちの訴えに長年にわたって耳を傾け、手を差し伸べてきました。その経験の蓄積と新しい医学研究の成果を踏まえて、これから、みなさんに、新しい提案をしたいと考えています。


本書の提案しようとしていることは、とてもシンプルです。

耳鳴りには必ず原因があり、その原因にそった治療とケアを行うことが、耳鳴りをよくするための大原則になります。

加齢性難聴から起こる耳鳴りにしても、根本治療がないとお話ししましたが、その原因に対応したケアを行うことによって、症状を改善させていくことが可能になります。

そして、とくに本書で重視したいのが、**睡眠と自律神経のケア**です。

耳鳴りに悩まされるようになると、それに伴う症状として、睡眠の問題や自律神経の乱れが必ず起こってきます。

耳鳴りによって引き起こされる**不眠や自律神経の乱れは、耳鳴りを悪化させ、治りにくくさせている有力な要因**となります。

よく眠れない人は、耳鳴りもなかなかよくならないのです。このとき、同時に自律神経のバランスも大きく乱れています。

そこで逆に、自律神経のバランスを整え、よく眠れるようにすることが大事になってきます。

眠れるようになり、自律神経のバランスが整うと、耳鳴りの症状に対してもよい影響が及ぼされるようになるからです。

そのために、本書では、ふだんの生活でどなたでも実践できることを提案します。

それが、次のような耳鳴りケアです。

［症状改善のための耳鳴りケア］

・耳鳴りケア①：教育的カウンセリング

・耳鳴りケア②：耳鳴りをよくする食事
・耳鳴りケア③：耳鳴りをよくする生活の工夫

教育的カウンセリングとは、耳鳴りがどういうしくみで起こるかなどをよく理解することです。

しばしば患者さんは、耳鳴りに対して（根拠のない）不安や恐怖感を抱いており、その不安や恐怖感が耳鳴りを強めてしまっている面があります。

耳鳴りについて正しい情報を知り、耳鳴りがどういう症状なのかを理解することで、不安や恐怖感を減らすことができます。

本書でも、耳鳴りのメカニズムなどを解説し、ご理解いただくことで、不安や恐怖心を解消することを目指します。それが症状の軽減の助けとなります。

次に、本書のメインテーマとなるのが、**耳鳴りの悪化要因である睡眠と自律神経の問題を改善すること**です。

そのための具体的な方法として、「**耳鳴りをよくする食事**」と「**生活の工夫**」を提案します。

これらはすべて、今日からでも、すぐに実践できることばかりです。

耳鳴りに悩み、病院に行こうかどうしようか迷っているかたは、まずは、本書の提案を試してみてください。

現在、耳鳴りの治療でクリニックに通院しているかたにも、本書の提案はもちろん勧められます。

では、さっそく始めましょう！

二〇二五年一月

川越耳科学クリニック院長　坂田英明

耳鳴りをよくする食事　目次

第二章　耳鳴りをよくする食事

第三章　耳鳴りをよくする食事・実践レシピ

第四章　耳鳴りの最新治療

第五章　耳鳴りをよくする生活の重点ポイント12

スタッフ
カバーデザイン　横坂恵理香
料理写真　尾島翔太
レシピ考案・調理・スタイリング　古澤靖子
図版作成　田栗克己
編集担当　五十畑茂　小川潤二

第一章

耳鳴りはなぜつらいのか？

～その苦痛が強化されるメカニズム

耳鳴りに悩む人のほとんどが不眠でも悩んでいる

耳鳴りに悩み、クリニックにやってきたかたに、「眠れていますか?」と聞くと、大半の人が「ちゃんと眠れていない」と答えます。

患者さんが睡眠について話す前に、睡眠不足などを指摘すると、

「どうしてわかったのですか」

と、驚かれることもあります。

これまでの臨床経験上、耳鳴りに悩む人のうち、**ほぼ一〇〇%の人が睡眠不足に陥っているといっても間違いない**からです

耳鳴りがあると、睡眠不足になりやすい。

これは、耳鳴りのないみなさんにも、容易に想像できることでしょう。

就寝時には、昼間に比べると、辺りが格段に静かになります。しんと静まり返った環境では、ほかの雑音にかき消されることがなくなり、耳鳴りの音がよく耳に届くようになります。

寝ようとして、目を閉じると、耳鳴りの音が聞こえてくる。それがくり返されるようになると、**だんだん寝つきが悪くなってしまう人が多い**のです。

また、なんとか眠りにつくことができたものの、**中途覚醒してしまう人もいます。**

しかも、夜中に目を覚ましてしまうと、もう一度眠りに就こうとする際も、「キーン」とか、「ゴーッ」といった音が耳ざわりとなり、寝つけなくなって苦しむ人も少なくありません。

耳鳴りに悩まれるようになるとき、不眠や睡眠不足といった症状が、必ずといってよいほど随伴する症状として起こってきます。

しかも、この場合、耳鳴りがもたらすのは、寝つきが悪くなったり、眠りが浅くなったりするという現象だけに留まりません。

実は、この**耳鳴りと不眠の関係には、もっと根深い問題が隠されています。**

・耳鳴りはなぜつらいのか。

・耳鳴りはなぜ治りにくいのか。

耳鳴りについてお話ししようとするとき、この二つのテーマについては必ずふれなければなりませんが、この重要な二つのテーマとも、不眠の問題は密接に関連しています。なお、睡眠障害の原因としては、いびきや慢性の鼻づまりもあげられます。

そこで、どのようにすれば耳鳴りの症状を軽減できるのか、その方法をお話しする前に、耳鳴りを、私たちはなぜそんなにつらいものと感じてしまうのかを考えておきましょう。

★耳鳴りに悩む人のほとんどが寝つきが悪くなったり、中途覚醒してしまったり、睡眠障害に苦しんでいる。睡眠障害の原因にはいびきや慢性の鼻づまりもある。
★耳鳴りと不眠の間には、実に密接な関連がある

耳鳴りは、気にすればするほど聞こえやすくなる

耳鳴りの感じ方は、人によりさまざま。

耳鳴りが鳴っていても、あまり気にならない人もいれば、ちょっと耳鳴りがしているだけでも気になって仕方がないという人もいます。

耳鳴りが少し聞こえるようになっても、それをたいして気にかけない人なら、大きな問題は起こらないでしょう。おそらく耳鼻咽喉科にかかることもなくてすむはずです。

しかし、そうしたおおらかな人、もっといえば、鈍感な人ばかりではありません。もっと敏感な人、より繊細な人は、耳鳴りが聞こえ始めると、耳鳴りのことをどうしても気にかけてしまいます。

続いて、「今日も耳鳴りが聞こえてくるんじゃないか」と気にするようになり、日中に何度も耳を澄まし、耳鳴りがしていないかどうかを確かめるようになっていきます。

すると、

また、耳鳴りが聞こえるのではないか→耳鳴りに耳を澄ます→耳鳴りが聞こえやすくなり、その音が大きくなる

という現象が起こってきます。

気にしていなければ、目立たなかった耳鳴りが、そこに注意を向けることで、かえって目立つようになり、実際に音も大きく聞こえてくるようになるのです。

私たちの耳（脳）は、**自分にとって必要な音に注意を向けて聞いてしまうという機能**を持っています。一般的には、騒がしい場所でも、自分の名前が呼ばれるとその名前を聞き取ることができます。

同様に、注意して聞こうとすることによって、耳鳴りが強く聞こえてしまうのです。

脳の構造

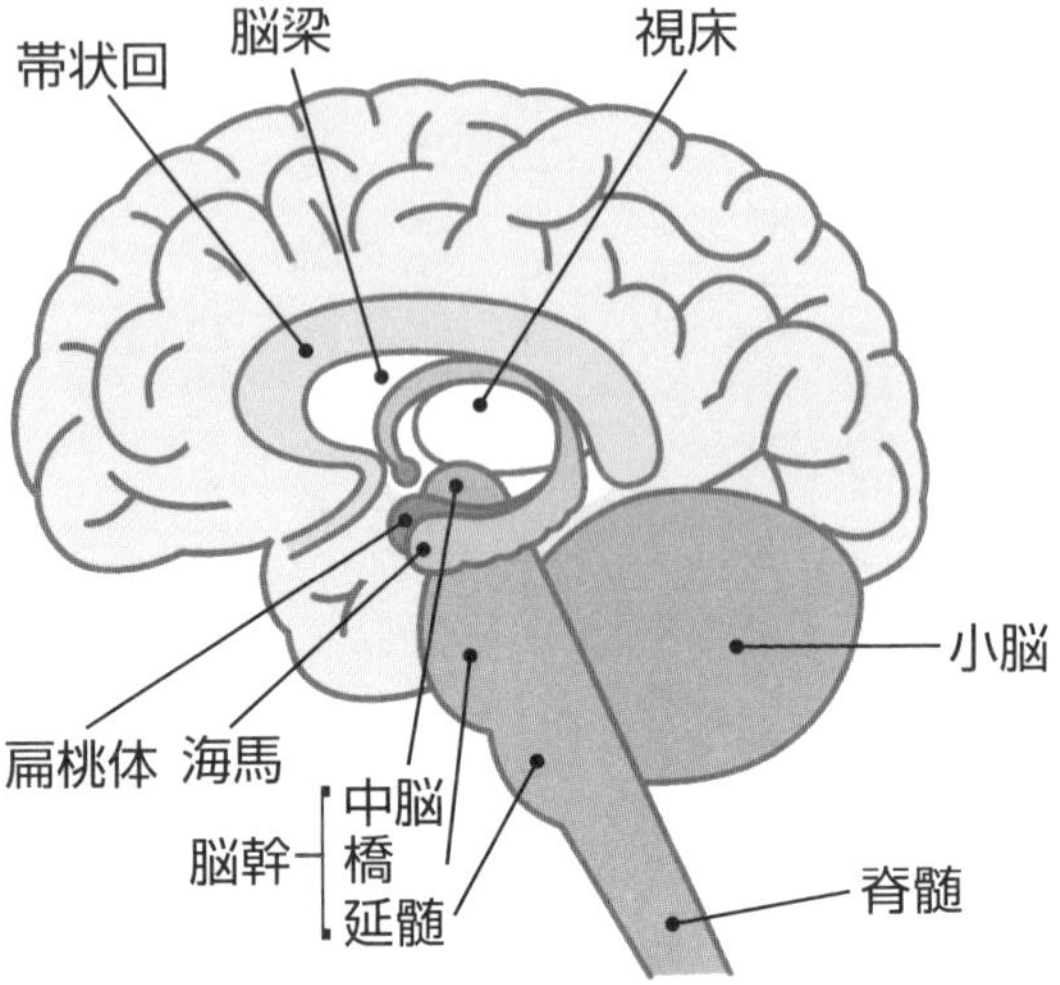

耳鳴りが聞こえるかどうか気になり、耳鳴りを意識して聞こうとしていると、その結果として、耳鳴りが大きく聞こえてくるという悪循環が始まります。こうして耳鳴りに注目し、そこに意識を向けるようになることが、脳内に、いわゆる、「**苦痛のネットワーク**」が築かれるきっかけとなります。

その中心の舞台となるのが、脳の大脳辺縁《だいのうへんえん》系《けい》という場所です。

大脳辺縁系は、脳の奥深くに位置し、扁桃《へんとう》体《たい》や海馬《かいば》、帯状回《たいじょうかい》などから構成されています。情動、記憶、本能的な行動、自律神経調節など、さまざまな機能にかかわります。

耳鳴りを気にし始めると、この大脳辺縁系の働きが活発となるのです。

これが、耳鳴りがつらくなり、治りにくくなる大きな要因の一つとなっています。

とくに、この大脳辺縁系にある**扁桃体は、私たちの感情の処理の中枢で、喜び、不安や恐怖、嫌悪感、悲しみ、痛みといった感情に深くかかわっています。耳鳴りが慢性化すると、ネガティブな感情が強くなります。**

扁桃体は、私たちが見たり、感じたりしたことを刺激として受け取り、記憶と照らし合わせて、「快」、「不快」、「好き」、「嫌い」などを判別します。

しかも大事なのは、扁桃体のこの働きが自律神経とも連動している点です。

★耳鳴りは気にすれば気にするほど聞こえやすくなる
★耳鳴りを気にしだすと、大脳辺縁系の活動が活発になる
★情動の中枢である扁桃体は自律神経と連携している

自律神経と耳鳴りの密な関係

自律神経とは、私たちの意思とは無関係に働き、血管や内臓などをコントロールしている神経です。

自律神経には二つのタイプの神経があります。

主に**昼間、アクティブな活動するときに働く交感神経**と、主に**夜間、リラックスをしているときに働く、いわゆる休息の神経である副交感神経**の二つです。交感神経が活動のアクセル役、副交感神経がブレーキ役を果たし、互いがバランスを取り合うようにして、私たちの体の働きを整えています。

扁桃体に届いた刺激（情報）が「不快」と判断されると、視床下部《ししょうかぶ》からストレスホルモンが分泌されます。すると、このストレスホルモンの働きによって、交感神経の緊張が起こり、血圧が上昇したり、心拍数が上がったり、筋肉が緊張したりといった反応が起こってきます。

では、耳鳴りが聞こえてきたときは、どうなるでしょうか。

耳鳴りを気にしているかたは、当然ながら、耳鳴りを「不快」と感じます。

それが、扁桃体の興奮を呼び起こし、ストレスホルモンが分泌されて、交感神経が緊張することになります。

通常、私たちは眠りにつく時間帯になると、副交感神経が自然に優位となって、心身と

耳鳴りで眠れなくなる悪循環

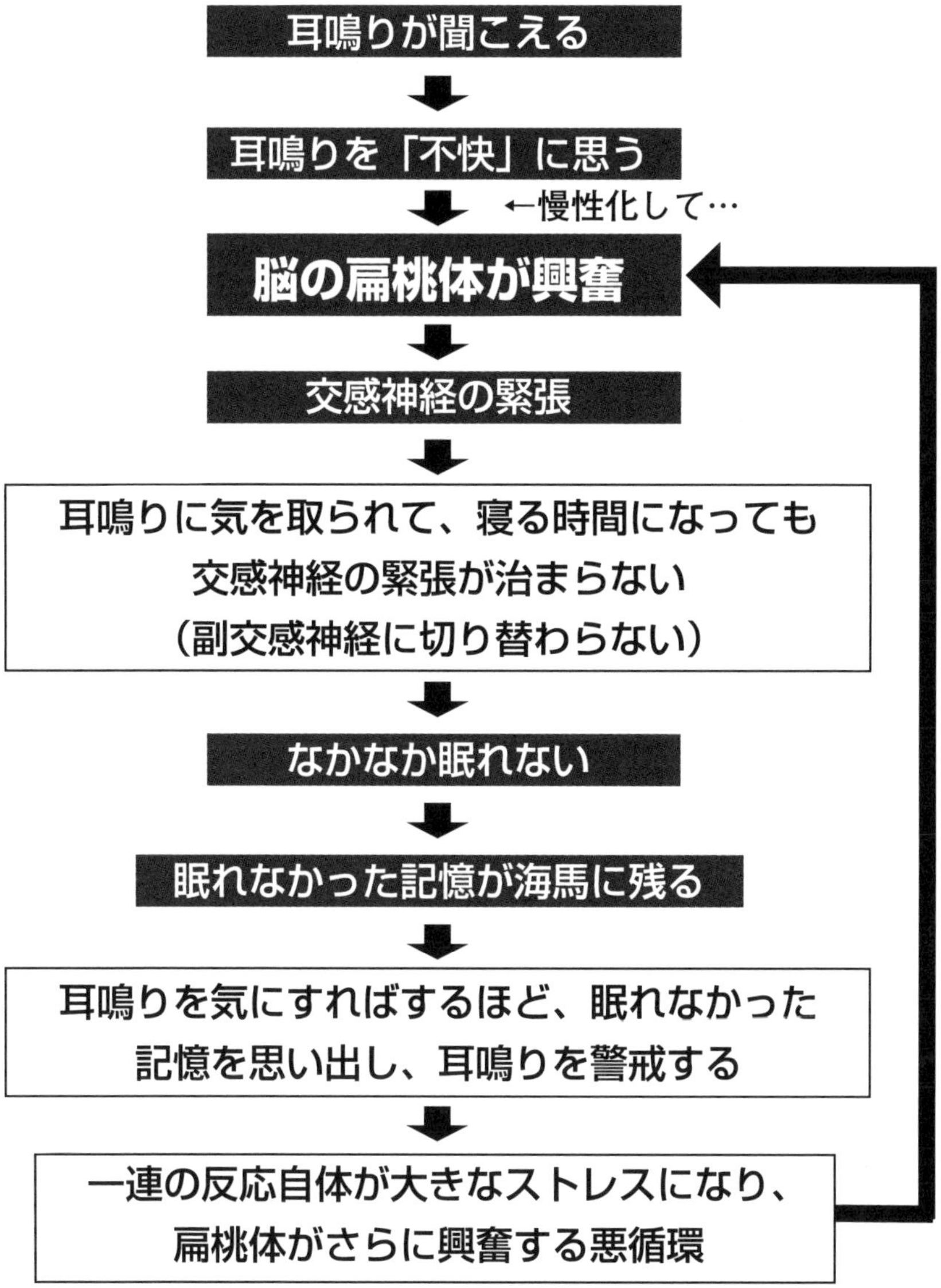
耳鳴りが聞こえる
耳鳴りを「不快」に思う
←慢性化して…
脳の扁桃体が興奮
交感神経の緊張
耳鳴りに気を取られて、寝る時間になっても
交感神経の緊張が治まらない
（副交感神経に切り替わらない）
なかなか眠れない
眠れなかった記憶が海馬に残る
耳鳴りを気にすればするほど、眠れなかった
記憶を思い出し、耳鳴りを警戒する
一連の反応自体が大きなストレスになり、
扁桃体がさらに興奮する悪循環

もにリラックスすることで、眠りへと移行していくことになります。しかし、**耳鳴りに気をとられている状態では、逆に交感神経が緊張してしまうので、なかなか眠りにつけなくなるのです。**

しかも、このパターンは悪循環を呼び起こします。

耳鳴りが耳について眠れなかったという嫌な記憶が海馬に残っていますから、耳鳴りを気にすれば気にするほど、眠れなかった記憶が参照され、いよいよイライラしながら耳鳴りを警戒・注意するようになります。

こうした一連の反応自体が大きなストレスになって、扁桃体をよけいに興奮させてしまうのです。

耳鳴りのストレス↓気にして耳を澄まし、感覚過敏に↓扁桃体がより興奮↓苦痛が増大↓ますますストレスがたまる

もちろん、ストレスがたまっていけばいくほど、交感神経の緊張が強まるのですから、こうした悪循環をくり返すことで、寝つきにくくなり、不眠や睡眠不足などの問題が深刻化していくことになります。

なかには、耳鳴りのせいで、本格的な睡眠障害に陥ってしまう人も出てきます。

★耳鳴りを気にし始めると、交感神経が緊張し、いよいよ眠れなくなる
★耳鳴りのストレス→扁桃体の興奮→苦痛増大→ストレス増大の悪循環

耳鳴りに対する漠然とした不安がもたらすもの

耳鳴りに悩まされるようになると、夜、眠れなくなるだけではなく、ほかにも、いろいろ不安に思うことが多くなります。

「はじめに」でもふれたとおり、耳鳴りに関する不安としては、次のようなものが挙げられます。

・この耳鳴りは、これからもずっと続くのだろうか。ひょっとして、ずっと一生続くのではないか
・耳鳴りは重大な病気の前兆ではないか
・耳鳴りのせいで、耳が聞こえなくなってしまうのではないか

当然ながら、こういった漠然とした不安も、これまでお話ししてきたように、大脳辺縁系（扁桃体）の働きを活発にさせて、自律神経のバランスを崩します。

不眠だけではなく、耳鳴りによって引き起こされる不安やイライラが強まれば、昼間の仕事にも影響が及んでくるケースもあるでしょう。

こうなると、脳内には、苦痛のネットワークが出来上がっているので、耳鳴りが聞こえる→イライラする→仕事が進まない→さらにイライラが募るといったパターンも生まれてくることになります。

耳鳴りがひどくなって、うつ傾向が出てきてしまう人もいます。

また、逆に、元々うつがあって悩んでいた人に耳鳴りの症状が出てきて、さらに困るというケースもあります。

とりあえず、うつの問題はおいておくとしても、耳鳴りによって自律神経のバランスが乱れ、交感神経の緊張が強まれば、動悸や冷や汗などの身体症状が出てくることもあります。その体調不良は、さらに耳鳴りを悪化させる要因にもなっていきます。

このように、耳鳴りのつらさというのは、耳鳴りの音自体がもたらす不快感だけでなく、

私たちの脳内に耳鳴りが苦痛のネットワークを作り上げ、そこから抜け出せなくなること、かつ、こうしたメカニズムが不安やイライラを増幅させていくところにあるといってよいでしょう

では、耳鳴りの症状を改善するためには、どんなことが必要になるのでしょうか。

耳鳴りに悩む人は、ここまでお話ししてきたとおり、負のサイクルにはまり込んでしまっているかたが多いので、まず、この負のサイクルから抜け出す必要があります。

そのために、お勧めしたいことが二つあります。

［耳鳴り改善のためにまず行っておきたい二つのポイント］

①教育的カウンセリング

②自律神経の調整（主に睡眠の質の改善）

それぞれについてお話ししていきましょう。

★耳鳴りに対する漠然とした不安も症状を悪化させる

★耳鳴りの負のサイクルから抜けだすには二つのアプローチがある

教育的カウンセリングだけで耳鳴りが治る人もいる

耳鳴りをよくしていくうえでは、**「教育的カウンセリング」**の役目が非常に重要であるとされています。

日本聴覚医学会が出している「耳鳴診療ガイドライン二〇一九年版」でも、教育的カウンセリングが、耳鳴りを改善させる方法の一つとして推奨されています。

この場合のカウンセリングとは、患者さんの悩みを聞き取り、アドバイスなどを行う相談助言ではありません。

耳鳴りの発生のしくみなどを、患者さんに正しく理解してもらう説明のことを指しています。

耳鳴りがどのようにして発生するかなど、医師が耳鳴りのしくみを説明します。

耳鳴りが続くことで聴力が失われてしまうわけではないことや、**耳鳴りが脳の病気の前ぶれではない**ことなどをわかりやすく解説して、**耳鳴りとは患者さんが想像しているような怖い病気ではない**ことを理解してもらうのです。

先にふれたとおり、「この耳鳴りは、これからもずっと続くのだろうか。ひょっとして、ずっと一生続くのではないか」、「耳鳴りは重大な病気の前兆ではないか」、「耳鳴りのせいで、耳が聞こえなくなってしまうのではないか」といった疑問が脳内の不安を高め、耳鳴りの症状を悪化させる要因となっていました。

ですから、教育的カウンセリングを通じて、**耳鳴りに関する不安や疑問が、はっきりした根拠のないものであり、「耳鳴りがあっても、大きな問題はない」ということを患者さんに納得していただきたい**のです。

また、診察の結果、耳鳴りの原因疾患が突き止められている場合、その原因に合わせた治療方針もお話しできるでしょう。

患者さんが耳鳴りの不安や苦痛のメカニズムを理解・納得できるなら、**それだけで耳鳴りが気にならなくなったり、それまでの不安が解消し、とくに具体的な治療もせずに治ったりする人**もいらっしゃるのです。

また耳鳴りの場合、何軒もの耳鼻咽喉科を回り、ドクターショッピングをくり返している患者さんも多くみられます。

ドクターショッピングを続けてきたみなさんの話を聞いてみると、耳鳴りのしくみなどの説明をほとんど受けておらず、**「年のせいなので、あきらめましょう」「治らないから一生つきあっていくほかありません」**などといわれただけという人が多数を占めます。

このようなケースでは、耳鳴りを苦痛と感じる脳内のネットワークがより強固になってしまっているおそれがあります。

医師の発言によって、暗澹《あんたん》たる気持ちになっていたり、将来に対する不安が強められたりしていますから、それだけストレスも大きくなっていると考えられます。

こうしたかたの場合も、教育的カウンセリングが役立ちます。

耳鳴りの発生のしくみのほかに、耳鳴りが苦痛となっていくメカニズムなどの説明を受けて、理解を進めることが大切です。

教育的カウンセリングを通じて、耳鳴りに注目してばかりいてはいけないのだと理解できれば、この「苦痛のネットワーク」の悪循環の改善にも、意識的に取り組むことができるようになるでしょう。

それが耳鳴りの症状を軽快させていく端緒ともなるはずです。

★教育的カウンセリングとは耳鳴りの発生のメカニズムなどをよく理解する手段
★耳鳴りのメカニズムをしっかり理解・納得できれば、それだけでよくなる人も

自律神経の調整により耳鳴りの負のサイクルを断つ

もう一つのポイントが自律神経の調整です。

冒頭から見てきたように、耳鳴りを意識し始めると、どんどんと負のサイクルにはまってしまう人が少なくありません。この悪循環においては、主に不眠のさまざまな障害とともに、自律神経の乱れが起こってきます。

しかも、乱れてしまった自律神経の働きを整えない限り、交感神経が過度に緊張している状態では、眠りたくてもなかなか眠れません。

耳鳴りが治りにくい人の一つの特徴として、睡眠がよくとれない人が挙げられるくらいですから、耳鳴りをよくするためにも、自律神経の乱れを回復させて、よく眠れるようになることが求められています。

耳鳴りを引き起こす原因疾患はさまざま。

しかし、どんな原因による耳鳴りにせよ、自律神経の調整は欠かせないものと考えられます。

なぜなら、**耳鳴りの原因が何であっても、睡眠の不調や自律神経の乱れは、常に耳鳴りの悪化要因となりうるものです。なおかつ、その症状を治りにくくさせる高いハードルともなっています。**

つまりは、どんなタイプの耳鳴りであっても、耳鳴りが聞こえ始め、気になるようになってきたとき、自律神経を整え、よく眠れるように努めておくことは、試して損のないアプローチの一つであり、**治療のファーストステップ**となるものといっても過言ではありません。

本書では、この自律神経を整える方法として、食事による自律神経の改善を提案していきます。

詳しくは次の章でお話ししていくつもりです。

★どんな原因の耳鳴りでも、自律神経の乱れはその症状の悪化要因となり、治療の障害となっている
★自律神経を整え、よく眠れるようになることは治療のファーストステップ

耳鳴りの人の約九割には難聴がある

続いて、教育的カウンセリングの一貫として、まず耳鳴りの起こるしくみを解説しておきましょう。

耳の構造をおさらいします。

耳は、三つの部位、「外耳《がいじ》」「中耳《ちゅうじ》」「内耳《ないじ》」にわけられています。

音は空気の振動です。

耳介が音を集め、外耳道が音をラッパの管のように音を増幅させながら中耳へ伝えます。

外耳のつきあたりにある鼓膜に音が当たって鼓膜が振動すると、鼓膜に付着している耳《じ》小骨《しょうこつ》が震えます。耳小骨は、つち骨・きぬた骨・あぶみ骨の三つの骨からなり、鼓膜の

耳の構造

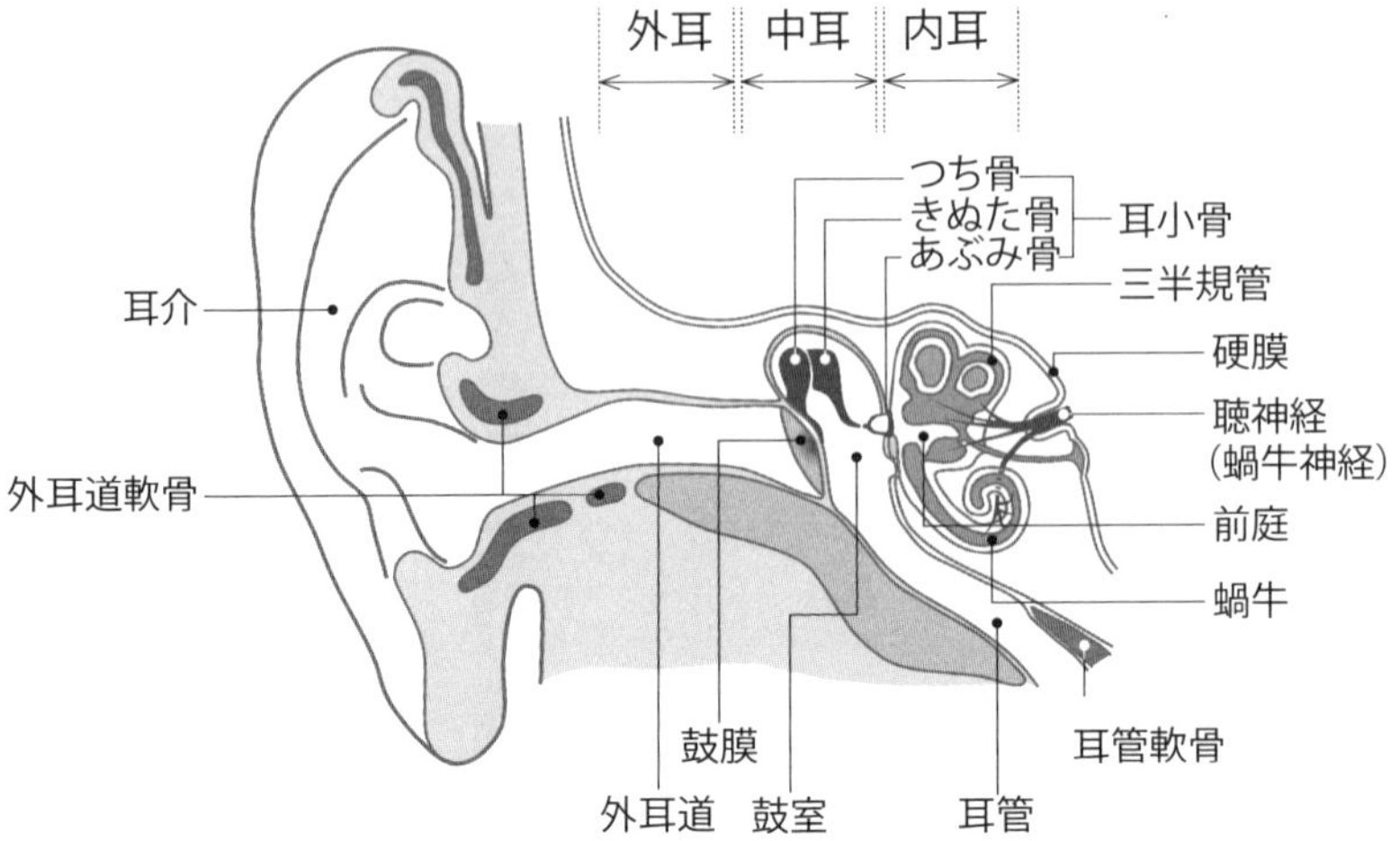

振動をさらに増幅して内耳に伝える役割を果たしています。

増幅された音は、内耳にある蝸牛《かぎゅう》に届きます。蝸牛には、有毛《ゆうもう》細胞が生えており、これが、音の振動を電気信号に変えて、蝸牛神経を経由して、脳へと伝えられていくことになります。

このしくみのどこかで何らかの異常が生じて、音が聞こえなくなるのが、難聴です。

耳鳴りが起こるしくみは、明確にはまだ、はっきりしていないところがありますが、耳鳴りのある人の約九割には、難聴があることがわかっています。

難聴が原因となって、耳鳴りが起こるケースが非常に多いのです。

なお、耳鳴りは、この音が聞こえるしくみの道すじのどこに障害があっても、起こる可能性があります。

では、なぜ、難聴があると、耳鳴りが起こるのでしょうか。

★外耳から内耳のどこかに障害が生じても耳鳴りが起こる可能性がある
★耳鳴りの人の約九割に難聴がある

なぜ難聴があると、耳鳴りが起こってしまうのか？

内耳の有毛細胞によって電気信号に変えられた音は、聴神経を介して、脳の細胞に届けられます。

脳は、その電気信号を解析し、音の強さや高さなどの情報を認識します。

つまり、耳や神経は音の情報を伝えるという役割を果たしているだけであって、実際に音を聴いているのは脳の細胞ということになります。

音の聞こえ方による耳鳴りの原因

「キーン」「ピー」　⇒加齢性難聴

「ゴー」「ポー」　⇒低音域の難聴

「ザー」　⇒全音域に難聴

「ガサガサ」「ゴソゴソ」　⇒耳垢による

さて、そこで、難聴が起こると、どうなるでしょうか。

耳から脳へと届けられる音の電気信号が減少することになります。

すると、いままで普通に働いていた脳の細胞は、少なくなってしまったわずかな信号をがんばって検出しようとします。そして、その活性が高まり、脳が興奮した状態になるのです。

こうして**脳が興奮し、わずかしか電気信号が届いていない音域をよく聞こうとして、その音域の音を過剰に増幅させます。それを脳は耳鳴りとして聞いてしまう**と考えられています。

「難聴による耳鳴りは脳で鳴っている」ということができるでしょう。

たとえば、代表的な難聴の一つとして、加齢性難聴があります。

年を取るにつれて、内耳の蝸牛にある有毛細胞が劣化変性し、脱落して、その数が減っていきます。とくに高い音を聞き取る有毛細胞から減っていくため、高齢になると、高い音が聞こえにくくなります。これが、加齢性難聴です。

高い音が聞こえなくなってくると、その音を脳が聞こうと興奮するため、**加齢性難聴になったとき聞こえる耳鳴りは、「キーン」とか、「ピー」といった高音になる**のです。

また、別の耳の疾患で、**低音域の聞こえが悪いと、「ゴー」とか、「ボー」といった耳鳴りが起こってきます。全音域に難聴が起こると、「ザー」という耳鳴りが聞こえることが**あります。

高齢者の中には、「耳鳴りがひどいせいで、相手の声がよく聞こえない」とか、「耳鳴りのせいで、人とのコミュケーションがうまくとれずにつらい」と訴える人がいます。

しかし、その認識は、実は、間違っています。

相手の声が聞こえないのは、**耳鳴りの原因となっている難聴のせいなのです。難聴のせいで聞こえが悪くなっているのを、耳鳴りのせいと勘違いしているわけ**です。

こういう点でも、教育的カウンセリングを行って、正しい情報を得ることが大事になります。

そこを誤解していると、また、耳鳴りのせいで相手の声が聞こえないと誤解し、耳鳴りに対するイラ立ちが高まってしまうからです。聞こえない理由がわかっていれば、耳鳴りに対するイラ立ちを解消することができます。

★耳鳴りは脳の異常な興奮で、いわば脳で鳴っている
★「耳鳴りのせいで相手の声が聞こえない」は誤解。本当は難聴のせい

難聴によって起こる耳鳴りの対処法とは?

では、難聴によって起こってくる耳鳴りに対しては、どのように対処すればよいでしょうか。

難聴を引き起こす疾患や、難聴の原因には、いろいろなものがあります。

加齢性難聴もその一つですが、**メニエール病**や**中耳炎**、**耳垢塞栓**などによっても耳鳴り

が起こります。

ですから、まず**難聴の原因疾患を突き止める**必要があります。そして、その原因に応じた治療や対策を行うことになります。

たとえば耳垢塞栓は、たまった耳垢が外耳道を塞ぐ病気ですが、**外耳道が塞がれて聞こえが悪くなってくると、「ガサガサ」「ゴソゴソ」といった耳鳴り**が起こってきます。

この場合は、原因となっている耳垢を取ってしまえば、聞こえがよくなり、耳鳴りも解消します（それぞれの原因疾患とその対処法は、第四章でまとめてお話しします）。

ただし残念ながら、多くの耳鳴りは、耳垢塞栓のように、耳垢を取れば解決するといった単純なものばかりではありません。

多くの人が悩まされる加齢性難聴の場合、加齢によって脱落した有毛細胞は元に戻すことができません。

つまり、**加齢性難聴を根本的には治すことはできないことになります。その点では、加齢性難聴によって起こる耳鳴りもなくすこともできない**わけです。

ただ、むろん、加齢性難聴の場合もなんの手立てもないわけでなく、**加齢性難聴の耳鳴りに対しては、音響療法**（一四九ページを参照）**や補聴器を使って対応していく**ことになります。

補聴器は低下した聴力を補い、聞こえなかった音を聞こえるようにすることで、耳鳴りを軽減することが可能です。

音響療法は、耳鳴りが際立つような静かな環境を避けるために、川のせせらぎなどの自然音や音楽などを流すことで、耳鳴りを目立たなくさせる治療法です。

★難聴による耳鳴りを改善するには、まずは原因疾患を突き止めること
★原因疾患を対応した治療によって、よくなる耳鳴りもある
★加齢性難聴による耳鳴りに対しては、音響療法や補聴器が有効

音響療法を使っても、耳鳴りをなかなか改善できない人とは?

ただし、音響療法がいつもうまくいくかといえば、残念ながら、そうではありません。

音響療法を行っても、なかなか**効果**が**出**にくい**人**がいます。

その代表ともいえるのが、睡眠が十分にとれない人です。

睡眠がとれないと、脳が十分に休めず、それが耳鳴りをいっそう悪化させてしまうのです。

しかも、冒頭からお話ししてきたように、耳鳴りが気になりだすと、寝つきが悪くなり、睡眠不足に陥り、さらにストレスがたまり、交感神経の緊張型が高まり、いよいよ眠れなくなっていくという悪循環のパターンに嵌っていきます。

この悪循環を回避し、よく眠れるようになるために、自律神経の調整を行うことが勧められることになります。

このように難聴による耳鳴りに対しても、自律神経を整え、よく眠れるようにすることは、耳鳴りを軽くすることに大きく貢献する可能性があります。

なお、耳鳴りの大半を占めるのが、難聴が原因となって起こってくる耳鳴りでした。

九割が難聴によるものとすれば、残りはなんでしょうか。

残りは、嗜好品、ストレスやホルモンバランスの乱れ、騒音暴露《ばくろ》（さらされること）などによって起こってくる耳鳴りと考えられています。

女性が閉経を迎えると、ホルモンバランスが乱れて、耳鳴りが起こってくることがあります。つまり、これは、自律神経の失調によるものです。

ストレスについても、ストレスがかかることで自律神経が乱れ、その結果として、耳鳴りが起こってくるのです。

つまり、**難聴以外の耳鳴りについても、その症状を軽快させるためには、耳鳴りの原因となっている自律神経の乱れを調整していくことが欠かせない**のです。

★音響療法が効かない人は、よく眠れていない
★難聴以外の原因による耳鳴りを改善させるうえでも、自律神経を整えることは助けとなる

生活を変えていくことで、耳鳴りを軽快させていく

難聴によって起こる耳鳴りの場合も、それ以外の原因によって起こる耳鳴りの場合も、

自律神経を整えて、よく眠れるようになることが耳鳴りによい影響をもたらすことをお話ししてきました。

耳鳴りで悩んでいるかたは、本書の提案をぜひ試していただければと考えています。

教育的カウンセリングを通じて、耳鳴りについてよく理解し、よけいな不安やおそれを抱かなくなれば、それだけで、ずいぶん前進しているはずです。

加えて、自律神経を整える方法を実践し、よく眠れるようになれば、さほどひどくない耳鳴りであれば、セルフケアだけでよくなる人もいらっしゃるでしょう。

提案する方法は食事の改善がメインで、ほかに生活の仕方を変えるアドバイスなどがあります。

生活を変えていくことで、耳鳴りの症状が軽減できるのがいちばんですが、もちろん、そう簡単に改善できない場合もあるでしょう。

とくに注意したいのは、耳鳴りの中には、ときに重大な疾患の予兆などであるケースが隠れている点です。

気をつけておきたい耳鳴りの症状を挙げておきましょう。

●拍動性の耳鳴り

「シャー」「ジョー」「ドコドコ」などといった耳鳴りが聞こえてくるもので、主に耳の近くにある血管の血液が流れる音が聞こえてくるものです。

とくに、「ドクドク」というような心臓の音と同期して聞こえる耳鳴りは、重大な疾患の可能性があります。

脳の動脈瘤《どうみゃくりゅう》や胸部の血管の異常、脳梗塞《のうこうそく》や脳出血の前兆、脳腫瘍《のうしゅよう》による血管の圧迫などによって、拍動性耳鳴りが起こることがあります。念のため、脳神経外科などで精密検査（ＭＲＩ検査など）を受ける必要があります。

ある時期から急に、拍動性耳鳴を自覚するようになった場合などは、注意したほうがよいでしょう。

●突発性難聴

突発性難聴はできるだけ早めに診察を受け、治療を開始することが勧められている疾患です。というのも、発症から二週間以上たってから治療を始めると、治らないことが多いためです。もともと、突発性難聴は二週間以内に来院されても、三人に一人しか、完全には改善しない難聴です。

前日は問題がなかったにもかかわらず、**「朝起きてテレビをつけたら、音が聞こえにくくなっていた」**とか、**「電話の音が急に聞こえなくなった」**など、**突然、片方の耳が聞こえなくなった**場合、この疾患を疑ってみる必要があり、早めの受診が求められます。

こうした早急な対応が必要な疾患以外でも、耳鳴りが続き、なかなか治らないようでしたら、自分の耳鳴りがどんな原因から起こっているか、一度、耳鼻咽喉科を受診しておくことをお勧めしたいと思います。

耳鼻咽喉科を受診し、いま、お悩みになっている耳鳴りの原因疾患が特定できれば、自分の耳鳴りが脳梗塞などの重大な病気の予兆でないこともはっきりして、一つ不安要素を減らすことができます。

耳鼻咽喉科に通い、原因疾患の治療を続けながら、それと並行して、食事などの改善を通じて自律神経の調整を行っていきましょう。

耳鳴りのつらさを少しでも和らげ、よい眠りを獲得するため、本書の提案する食事法が力を発揮してくれるでしょう。

自律神経の乱れが解消されることは、耳鳴りの治療を進めるうえでも大きなプラスとなるはずです。

★拍動性耳鳴りや突発性難聴は早めの受診が必要
★耳鼻咽喉科に通いながらでも、自律神経を整える方法は有効活用できる

第二章

耳鳴りをよくする食事

耳鳴りをよくする食事の基本的な考え方①

第一章でもお話ししてきたとおり、不眠や自律神経の乱れは、耳鳴りが生じたとき、その症状を悪化させ、治りにくくさせる有力な要因の一つです。放っておけば、耳鳴りに対する苦痛が強まり、どんどん治りにくくなっていくおそれがあります。

耳鳴りに悩んでいるかたは、乱れがちな自律神経を整え、よく眠れるようにすることが、耳鳴りの症状の軽快のために、非常に効果的な助けとなります。

もちろん、最近、耳鳴りが耳について気になるようになってきたというかたにもお勧めしたいと思います。

自律神経を整えることで、それ以上の悪化を防ぎ、この本（とくに第一章）をよく読むことで耳鳴りの理解が進むなら、それだけで気にならなくなる（＝治る）人もいらっしゃるでしょう。

そこで、この章では、まず第一に、重要な耳鳴りケアとして、自律神経を整えるために役立つ食事法を紹介します。

メインに紹介するのは、**川越耳科学クリニックなどで自律神経の乱れからくる耳の症状のある患者さんにお勧めして、効果をあげてきた食事法**です。

ほかに、耳鳴りという症状の予防改善のために役立つ食事の情報も提供します。**耳鳴りをサポートする食の知識**をふやすことで、耳鳴りを起こりにくくする環境作りに役立ててください。

また、**耳鳴りを起こりにくくするために、どんな食べものを控えたほうがよいのか**。この点も、多くのかたが気にされている点だと思います。

実際に摂取するのを控えたほうがよい食材・食品もリストアップし紹介しましょう。

第二章の主な内容紹介：
- 自律神経を整え、よい睡眠をもたらす食事法
- 耳鳴りをサポートする食事の情報
- 耳鳴りのため、控えたほうがよい食品（のリストアップ）

耳鳴りをよくする食事の基本的な考え方②

川越耳科学クリニックでは、あるタイプのめまいの治療のサポート手段として、食事療法を活用してきました。

めまいには、いくつかのタイプがあります。大きくわけると、**「回転性のめまい」**と**「浮動性めまい」**の二つです。

浮動性めまいは、患者さんにもわかりやすく、**「フワフワめまい」**と呼ぶようにしています。

フワフワめまいとは、メニエール病などによって生じる激しい回転性めまいと違って、フワフワと自分の足元が揺れるようなめまいです。

回転性のめまいの多くは内耳に問題があって生じることが多いのに対して、フワフワめまいは、内耳の障害以外に、**さまざま要因がきっかけとなり起こります。**

そのうえ、**いったい何が原因でフワフワまめいが起こっているのか、非常にとらえにくい疾患**でもあるのです。

このため、実際、どこの病院にかかっても治らず、というより、原因さえ突き止められず、ドクターショッピングをくり返した後、私たちのところにやってくる患者さんがたくさんいらっしゃいました。

長年にわたって、私たちは多くのかたが症状を改善できずに苦しんでいる、この疾患の治療に取り組んできました。

そして、その有効な対策の一つとして考案したのが、今回、紹介させていただく食事法です。

なぜこの食事法が有効かといえば、**耳鳴りと同様に、フワフワめまいの原因の一つが、自律神経の乱れと睡眠の不調にあるから**です。そのため、**耳鳴りとフワフワめまいを同時に発症されるかたは珍しくありません。**

自律神経と睡眠の間には、密な関連性があり、食事を変えることで、自律神経を整えることが可能になります。

それは、同時にまた、睡眠の質の改善へもつながっていきます。

実際、耳鳴りやめまいに悩む患者さんに食事の改善を推奨し、実践してもらうと、乱れていた自律神経の働きが整えられ、よい睡眠をとれるようになってきます。

すると、耳鳴りやフワフワめまいの症状もよくなってくるのです。五八ページからは、こうした症例も紹介します。

本書では、この自律神経の乱れを整える食事法を紹介します。

食事を変え、自律神経のバランスがよくなり、よい睡眠を得られるようになれば、それは、耳鳴りの症状の軽快につながっていくことが期待できます。

★自律神経を整える食事法は、自律神経の乱れからくるめまい改善のために考案
★耳鳴りも、自律神経の乱れが大いに関係する
★食事を通じて自律神経が整うと、治りにくい耳鳴りやフワフワめまいが軽快

自律神経を整える際、重要な目安となるのが体温

自律神経を整えるうえで重要な目安となるのが、体温です。

私たちの体温は、ずっと一定ではありません。一日のうちで、高くなったり低くなった

りと変化しています。

これが、**「体温の日内変動」**です。

通常の場合、**夜から明け方にかけて、体温は最も下がります。そして、朝方からしだいに上昇し、お昼すぎに最も高い温度を記録**します。

最も低い体温と高い体温の間には、おおよそ一度くらいの違いがあります。

当然ながら、この日内変動には、かなりの個人差があります。大きく変動する人もいれば、変動幅の少ない人もいます。

この**体温をコントロールしているのが、自律神経**です。

自律神経が体温を制御しているため、その体温の日内変動を追跡していくと、その人の自律神経の状態がどのようになっているか、乱れているか、それともいい状態をキープできているか、それらを推定することができます。

川越耳科学クリニックでは、初診の患者さんに、「体温記録表」をお渡しして、毎日の体温の変化のデータをとってもらっています。

一日のうちで、記録をとるのは、朝食前、昼食後（一四時ごろ）、就寝前の三回です。

朝食前は、一日の日内変動のうち、体温が最も低くなるはずの朝方の体温を調べるもの。

理想的な体温変化（通常型・日中上昇型）

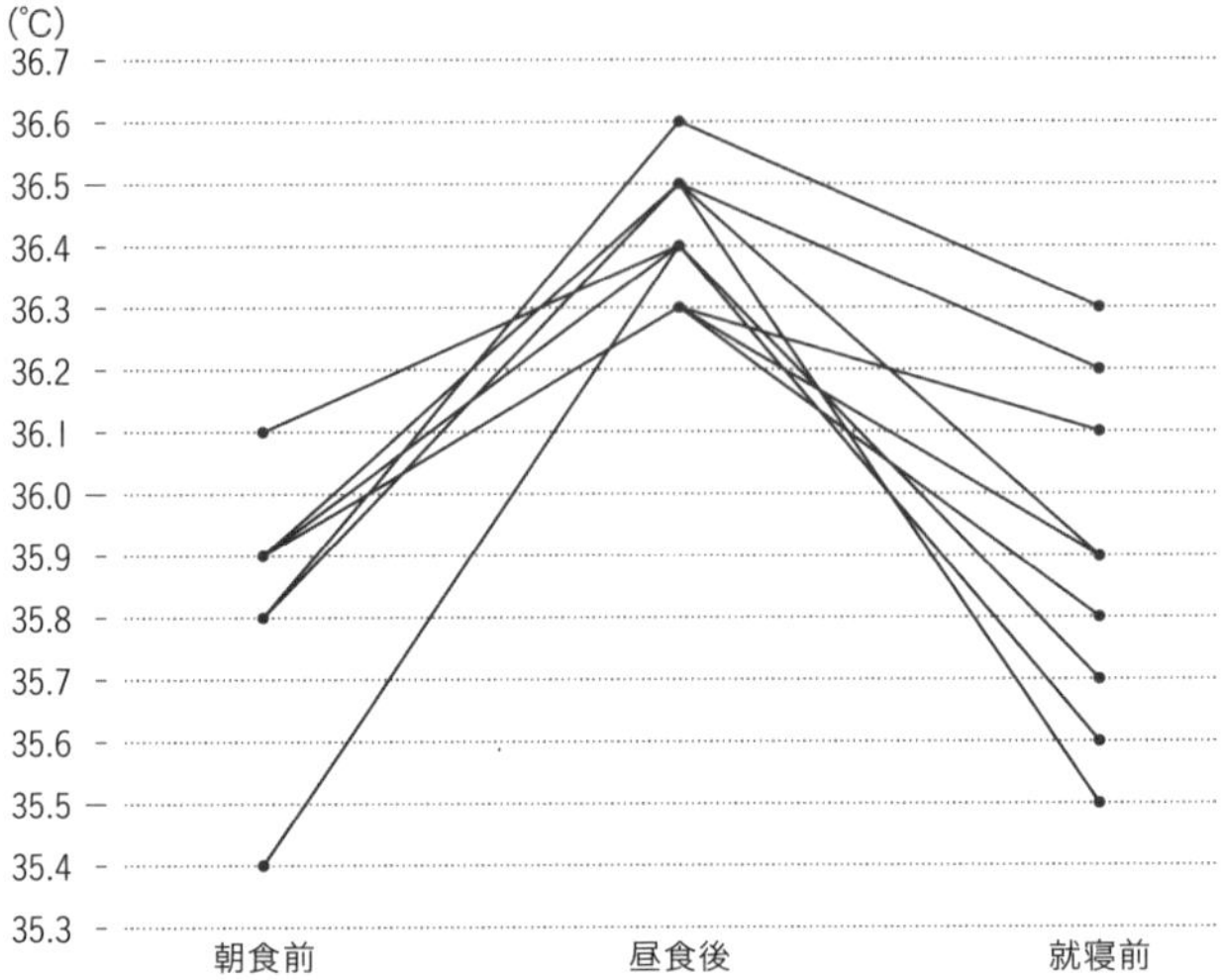

昼すぎは、最も体温が高くなるはずの時間帯の体温、そして、夜は、朝に向けて体温が下がっていく過程での体温を調べるものです。五六～五七ページのグラフを見てみましょう。

その調査によれば、体温の日内変動のタイプには、およそ、四タイプがあることがわかってきました。

タイプ１：「通常型（日中上昇型）」（上）
タイプ２：「平坦型（日中下降型）」（左上）
タイプ３：「変動型」（左中）
タイプ４：「夜間上昇型」（左下）

通常型は、いうまでもなく最も模範的な温

体温のタイプ（2週間分の記録）

平坦型

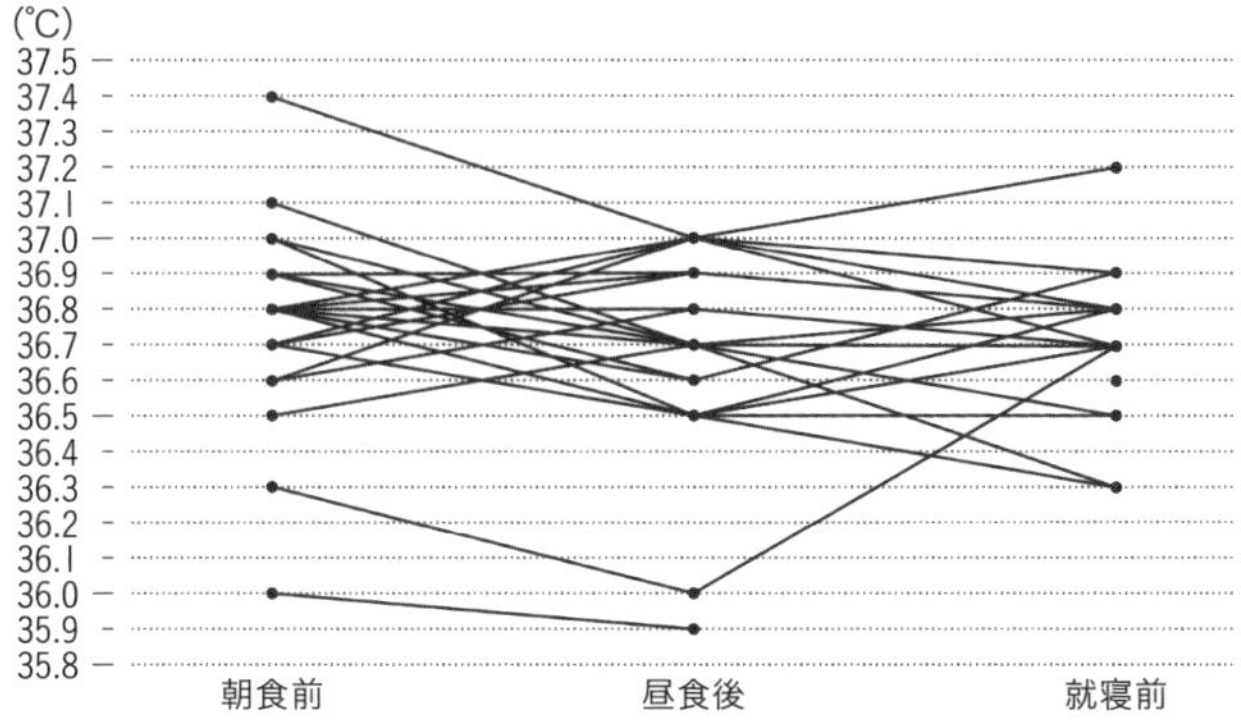

変動型

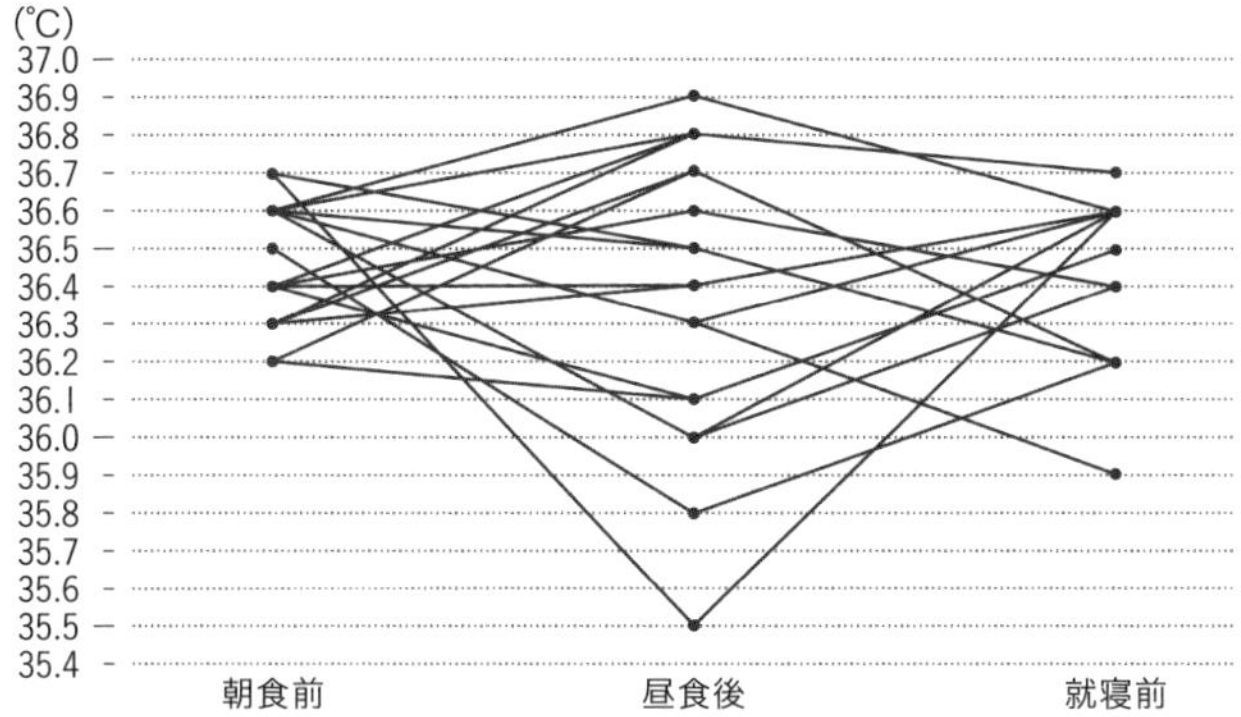

夜間上昇型

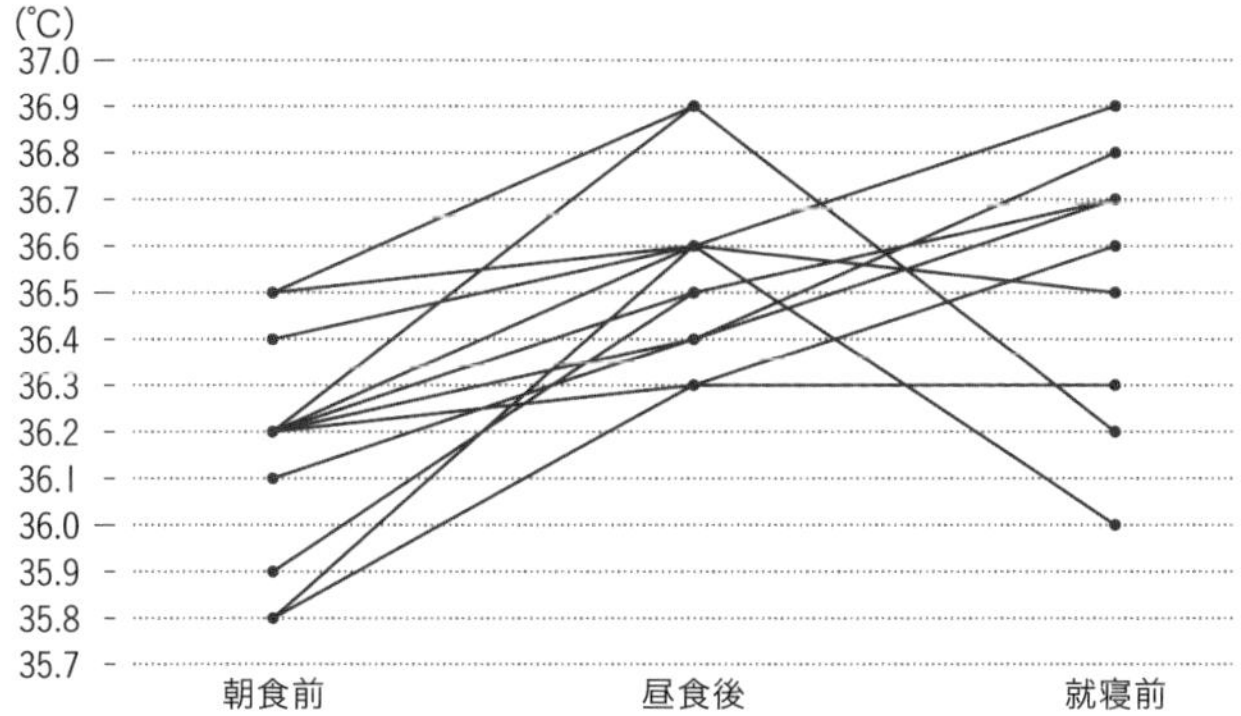

度変化を示すものです。

明け方にかけて最も体温が下がり、午後二時ごろに最も高い体温を記録し、その時間帯をピークに体温が下がっていきます。

また、体温の日内変動が少ない「平坦型」や、夜になって下がるはずの体温が上がってしまう「夜間上昇型」、体温変化がバラバラな「変動型」もあります。

★体温には日内変動があり、それをコントロールしているのが自律神経
★体温の日内変動は、通常型をはじめとして、四パターンに分類できる

耳鳴りの患者さんの体温の日内変動は？

めまいに悩むかたたちの体温の日内変動を調べていくと、このような標準的な変動になっていないことが非常に多いのです。

五六ページのグラフのような、通常型、つまり、模範的な日内変動の人は少ないのが実

情です。その代わりに、

・一日じゅう体温が低いまま（平坦型）

・体温の日内変動に変調が起こっている（変調型）

・夜になって、体温が上昇する（夜間上昇型）

といった人が多いのです。また、六一ページのグラフの女性のように、昼間に体温が低下するかたもいます。

このように、模範的な日内変動の人が少ないということは、すなわち、体温をコントロールしている自律神経のバランスの乱れの現れと考えることができます。

めまいの患者さんに体温を記録してもらっているのも、こうした体温変化の変調がないかどうかを確認するためでした。

なお、この体温データ収集はめまいの患者さんがメインですが、その中には、めまいと耳鳴りを併発している患者さんも含まれています。

では、めまいと耳鳴りを併発している症例を見てみましょう。

六〇ページのグラフを見てください。こちらは、八〇歳の女性で、めまいと耳鳴りに悩

80歳・女性（めまい・耳鳴り）の体温変化
夜間上昇型

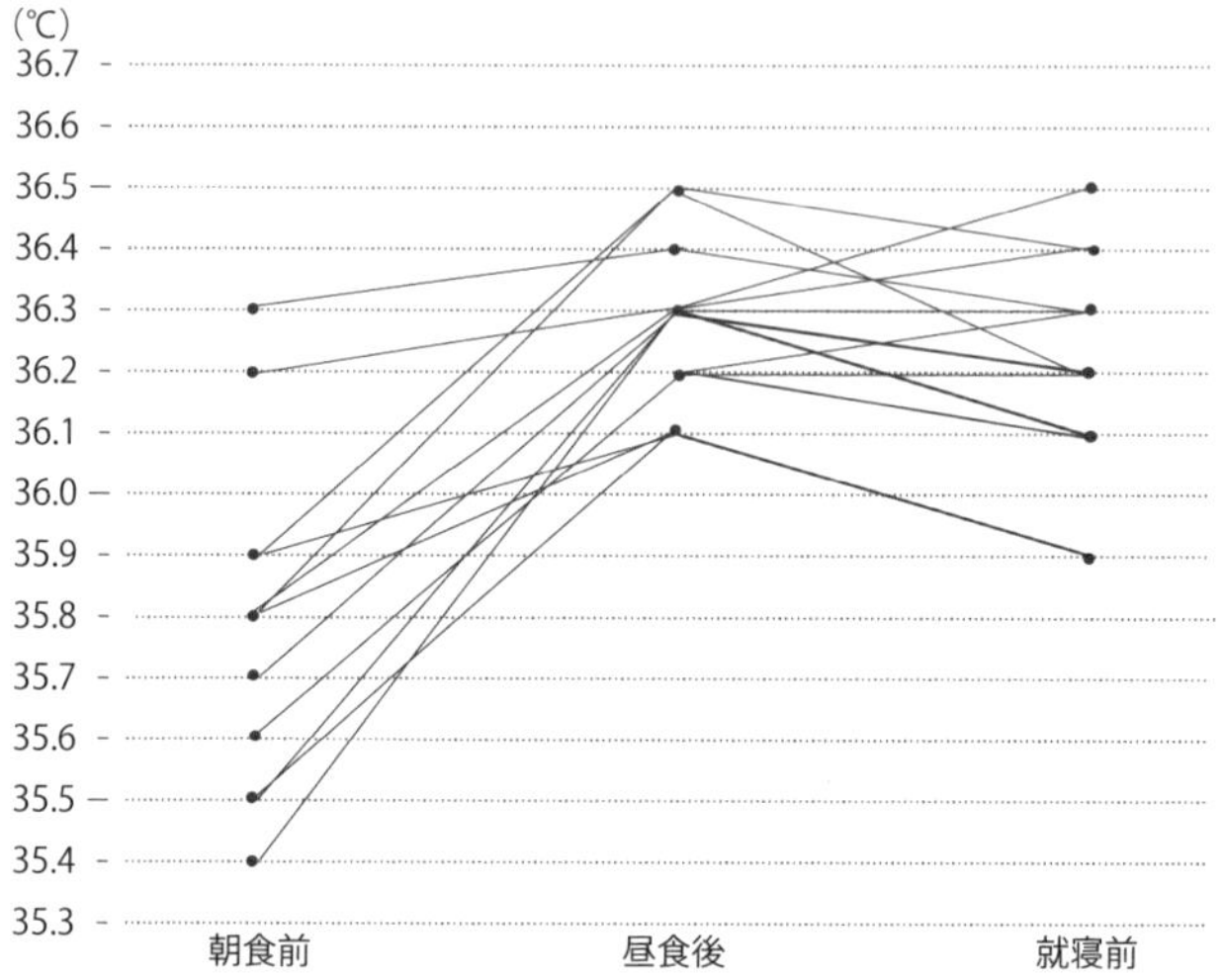

むかたのデータです。

このかたは「**夜間上昇型**」です。**夜になると、下がるはずの体温が上昇**してしまっています。

次に、六一ページのグラフを見てみましょう。

耳鳴りとめまいに悩む四七歳の女性は、**昼間に上がるべき体温が、逆に下がって**しまっています。

実際、耳鳴りとめまいを併発しているこのお二人は、体温の日内変動に変調が起こっているということになります。

これらの耳鳴りに悩むかたたちも、やは

47歳・女性（めまい・耳鳴り）の体温変化
昼間低下型

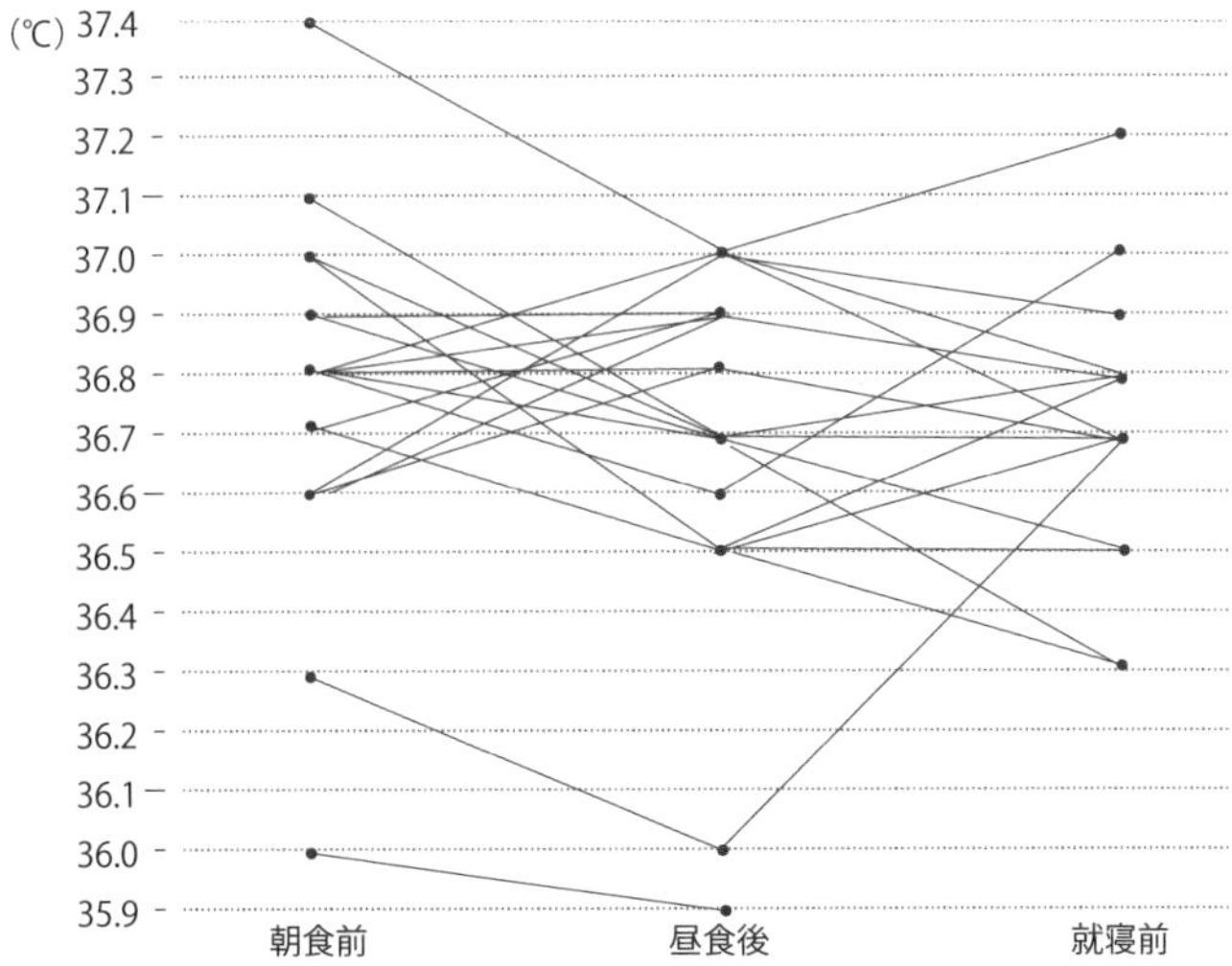

り、**自律神経が正しく機能していない**ということが推測できるわけです。

五六ページでご紹介したように、

・朝に体温が最も低くなり
・昼に最も高くなり、
・再び、夜にかけて低くなっていく、

温度変化が「山型」を形作るグラフが理想です。耳鳴りに悩む人も、体温の日内変動を正常化させ、この**理想的な「山型」の曲線へ近づけていく**ことが求められます。

そして、それが、**自律神経のバランスの乱れを整えることにもつながっていく**と考えられます。実際、お二人とも体温のグラフが山型に近づくにつれ、耳鳴りとめまいが軽減しました。

★耳鳴りの患者さんの日内変動には変動が見られる
★体温の日内変動を正すことが、自律神経の働きを整えることにつながっていく

体温の日内変動に影響を与える要素とは？

体温の日内変動を整えるうえで、重要なポイントとなるのが、**体内時計**の考え方です。

まず、この体内時計について説明しましょう。

私たちの体には、**およそ二四時間周期のリズム（概日リズム＝サーカディアンリズム）で時を刻み、体温やホルモンの分泌などのさまざまの体の働きを保たせる機能**が備わっています。これが体内時計です。体内時計は、腸の働きと連動しているので、私（坂田）は「腸内時計」とも呼んでいます。この体内時計の働きにより、私たちはとくに意識していなくとも日中は活動的になり、夜になれば眠くなります。

体内時計のリズムにしたがって自律神経が機能し、私たちの体温は、起床直後から上昇し、昼食後の午後二時ごろにピークに達し、そこから徐々に低下し、睡眠時に最も低くな

るように設定されています。

この**眠りのリズムに関与しているのが、メラトニンというホルモン**です。

メラトニンは、脳の松果体から分泌されるホルモンで、「脳内時計」を司ります。この脳内時計が正しく機能している場合、メラトニンは、夜になると分泌量が増加し（この時体温も下がりつつあります）、心身にリラックスモードをもたらし、自然な眠りを促します。

ただし、この脳内時計の周期は、厳密には二四時間ではありません。二四時間よりも少し長めになっています。つまり、そのままにしておくと、時計の刻むリズムが少しずつ後ろにずれてしまうのです。

そこで、**脳内時計を外界の時間の流れと合わせるために、毎日時計をリセットする必要**があります。

このリセットがうまくできないと脳内時計に乱れが生じ、体調に悪影響を与えてしまうおそれがあるとされています。

通常は、脳内時計は、**朝、日の光を浴びることで、リセット**されます。

リセットが行われることで、脳内時計が整い、メラトニンなどのホルモンの分泌も正しく行われます。その結果として、**朝、目に光が入ってからおよそ一四〜一六時間後にメラ**

トニンの分泌が始まり、よい眠りがもたらされることになります。

耳鳴りで悩んでいる人の場合、耳鳴りの影響で元々自律神経が乱れており、体温の日内変動も模範的に働いていないことが多いと考えられます。

自律神経の乱れを整えるうえでも、**脳内時計のリセットをきちんと行うこと**がより重要になってきます。

脳内時計のリセットという点では、そのために活用できるのは、光刺激だけではありません。その一つの手段が**食事**なのです。

★体温の日内変動を整えるための重要なポイントが脳内時計
★体温の日内変動が乱れている耳鳴りの人は、脳内時計の正しいリセットが勧められる

いつ、何をどれくらい食べるかで、健康への影響も違ってくる

「時間栄養学（Chrono-nutrition）」という学問があります。

これは、**「体内時計を考慮に入れた栄養学（Nutrition）」**とお考えいただければよいでしょう。

これまでの栄養学というのは、一日のうちにどれだけの栄養を摂取すれば健康にいいかを扱うのが主要テーマでした。これに対して、時間栄養学では、時間という切り口から栄養を考えていきます。

つまり、同じ食品をとるにせよ、それを朝とるか昼とるか、あるいは、夜中遅くなってとるかによって、健康に対する影響が違ってくると考えます。いつ食べるかによって、食事の吸収の度合いや、代謝機能の働きには差が出てくるのです

時間栄養学では、いつ、何を、どれくらい食べれば健康にいいかと考え、時間とのかかわりから、よりよい食べ方を検討していきます。

この時間栄養学を踏まえて、当院では、一日の時間帯によって食事内容を変えて食事す

ることを提案してきました。

脳の視床下部の「視交叉上核《しこうさじょうかく》」と呼ばれる部分に、主（親）時計があります。

ほかに、私たちの体内の各所、内臓や末梢組織の細胞にも親時計とは別に働く副（子）時計があり、それぞれが機能しています。

特定の時間帯に、ある一定の食事をとって消化管を刺激すると、腸内の子時計（これを、私は「腸内時計」と呼んでいます）を刺激することができます。

これによっても体内時計のリセットが可能になるのです。

ここでご紹介しようとしているのが、食事によって腸内時計をリセットし、自律神経のバランスを整える方法です。

続いて、腸内時計をリセットする食事の具体的な方法を詳しく紹介していきましょう。

★時間栄養学を踏まえた食事の提案
★特定の時間帯に、ある一定の食事をとることで体内時計のリセットが可能になる

耳鳴りをよくする食事・第一条：起き抜けに白湯を飲む

食事のポイントは、朝食、昼食、夕食の内容を、ある原理で変えるところにあります。一日三食ごとに、内容の異なった食事を摂取するのです。異なる内容の食事で消化管を刺激することで、体内リズムを整えることで、自律神経を整えることを目指します。

まずは食事の要点をリストアップしておきましょう。

耳鳴りをよくする食事の六ヵ条

①朝起きたらすぐに、コップ一杯の白湯を飲む
②朝食では、体を温める食材をとる
③昼食は軽めにして、八〇～一〇〇gの糖質を摂取する
④おやつには、コップ一杯のハチミツレモン水（常温）を飲む
⑤夕食では、体を冷やす食材をとる
⑥寝る前にコップ一杯の冷たい水を飲む

耳鳴りをよくする食事の六ヵ条

1 朝起きたらすぐに
コップ1杯の白湯を飲む

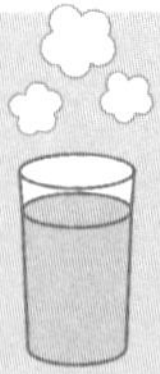

2 朝食では
体を温める食材をとる

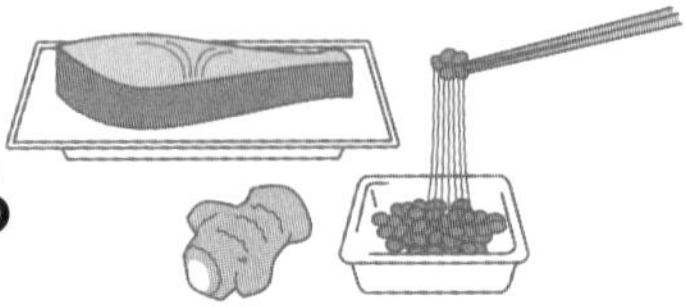

3 昼食は軽めにして
80～100グラムの糖質を
摂取する

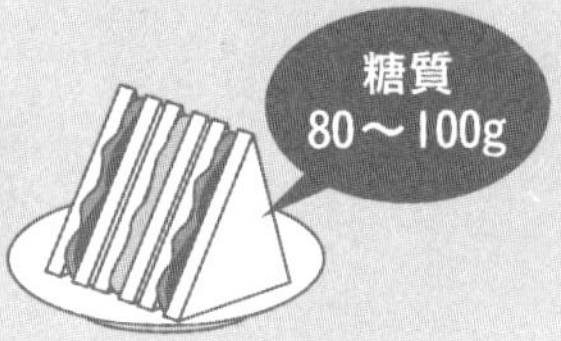

4 おやつにはコップ1杯の
常温のハチミツレモン水を飲む

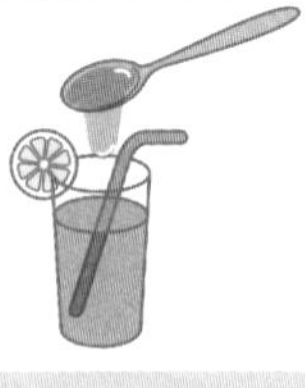

5 夕食では
体を冷やす食材をとる

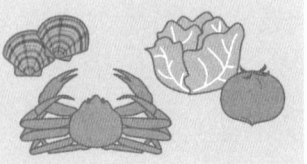

6 寝る前にコップ1杯の
冷たい水を飲む

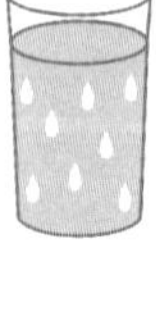

各項目について、それぞれ解説していきましょう。

まず、**朝起きたら、コップ一杯の白湯を飲みます。**

冷水ではありません。沸騰させたお湯を冷まして、三七℃前後まで湯温を下げた湯冷ましのお湯です。

起き抜けに白湯を飲む理由は、次のようなものです。

起き抜けに白湯を飲む三つの理由
①体内時計のリセット効果
②体温を上昇させる
③副腎皮質ホルモン（コルチゾール）の分泌促進

第一に、体内時計を刺激する効果が挙げられます。

白湯を飲むことによって、腸を刺激し、体内時計のリセットに役立てることができます。

第二に、通常の体温の日内変動では、一日のうちで朝方が最も体温が低くなっています。

白湯を飲み、続いて朝食をとることで、体温を上げていきます。それが、体内の日内変動を正常化させるための最初のステップとなります。

第三の要素である副腎皮質ホルモンの分泌を促進する効果についてもふれましょう。

副腎皮質ホルモンとは、副腎皮質から分泌されるホルモンの総称ですが、ここではコルチゾールを中心に考えます。

コルチゾールは、体の状態を正しく保つため欠かせないホルモンです。その働きとしては、ストレスへ抵抗力を高めたり、糖代謝の調節を行ったり、炎症反応を抑制するなどがあります。

東北女子大学の加藤秀夫教授の研究（＊1）によれば、副腎皮質ホルモンの分泌は、明暗サイクルよりも、摂食サイクルに依存していると報告されています。

つまり、このホルモンの分泌は、光の刺激よりも、食事の刺激（摂食リズム）が重要ということがわかってきています。加藤教授の研究チームは、これをラットの実験からはじめて、ヒトでの臨床研究でも確認しています。

白湯を起き抜けに飲む（＋朝食をとる）ことによって摂食リズムが整い、正しいホルモン分泌を促すようになると考えられるのです。

（＊1）時間栄養学から食育を科学する

★朝食、昼食、夕食で食事内容を変えることがポイント
★朝起きたら、コップ一杯の白湯を飲む効果として、①体内時計のリセット ②体温を上昇させる ③副腎皮質ホルモンの分泌促進

耳鳴りをよくする食事・第二条：朝食では体を温める食材をとる

朝食でのポイントは、次の三つとなります。

朝食の三つのポイント
①体を温める食材をとる
②エネルギー不足を補う
③水分補給

朝食も、また、**起き抜けに白湯を飲むのと同様の体内時計のリセット効果や、体温を上**

昇させる効果などをもたらします。

白湯と朝食をとることによって、体内時計をリセットし、「朝がきた」という情報を体中に行き渡らせましょう。

なかでも、朝食で**とくに重要視したいのが体温を上昇させる効果**です。体温は、明け方にかけて最も低くなっています。その下がった体温を上昇させていく必要があります。

そのために勧められるのが、**体を温める食材を積極的にとる**ことです。

体を温める食材の目安として、代表例をいくつか挙げておきましょう。

●寒い地域でとれる食材

寒冷な地域でとれる食材は体を温め、温暖な地域でとれる食材は体を冷やす作用があるとされています。冬野菜は体を温め、夏野菜は体を冷やすといった具合です。

寒い地域でとれる野菜としては、ニンジンやレンコン、カボチャなど。

寒い地域で育った食材、サケやイクラなども体を温めます。

リンゴ、モモ、サクランボなどは、体を温めるフルーツです。

●地下で育つもの

地下で育つ根菜類などは体を温める作用があり、地上で育つものは体を冷ます作用があります。また、地下で育ち、水分の少なめのものには温める作用、地上の水分多めのものは体を冷やします。

タマネギや生姜などが代表です。

●暖色のもの

食材の色も見わける目安の一つです。**暖色（赤、オレンジ、黒）の食材は体を温め、寒色（青、緑、白）の食材が体を冷やす**とされています。

肉や魚でも、赤身の強いものの方が体を温める力が強くなります。

ただし、**赤色のトマトは、夏野菜でもあるため、体を冷やす作用**をもたらします。

●発酵食品

発酵食品には、体の新陳代謝を促し、体を温める作用があります。

大豆そのものには温める効果も冷やす効果もありません（こういう食材の性質を、**「平性」**

といいます）が、大豆を発酵させた納豆やみそ、しょうゆなどになると温める作用があることになります。いわゆる日本食です。

同様に、牛乳もチーズになると温める作用が期待できます。日本酒や紹興酒などの発酵によって作られた酒には、体を温める作用があります。

朝食のレシピを考える際には、ぜひ、体を温める食材を中心にメニューを組み立てるといいでしょう。

★朝食では、とくに体を温める食材を積極的に摂取しよう

★体を温める食材の目安：

・寒い地域でとれる

・地下で育ったもの

・暖色のもの

・発酵食品など

体を温める主な食材

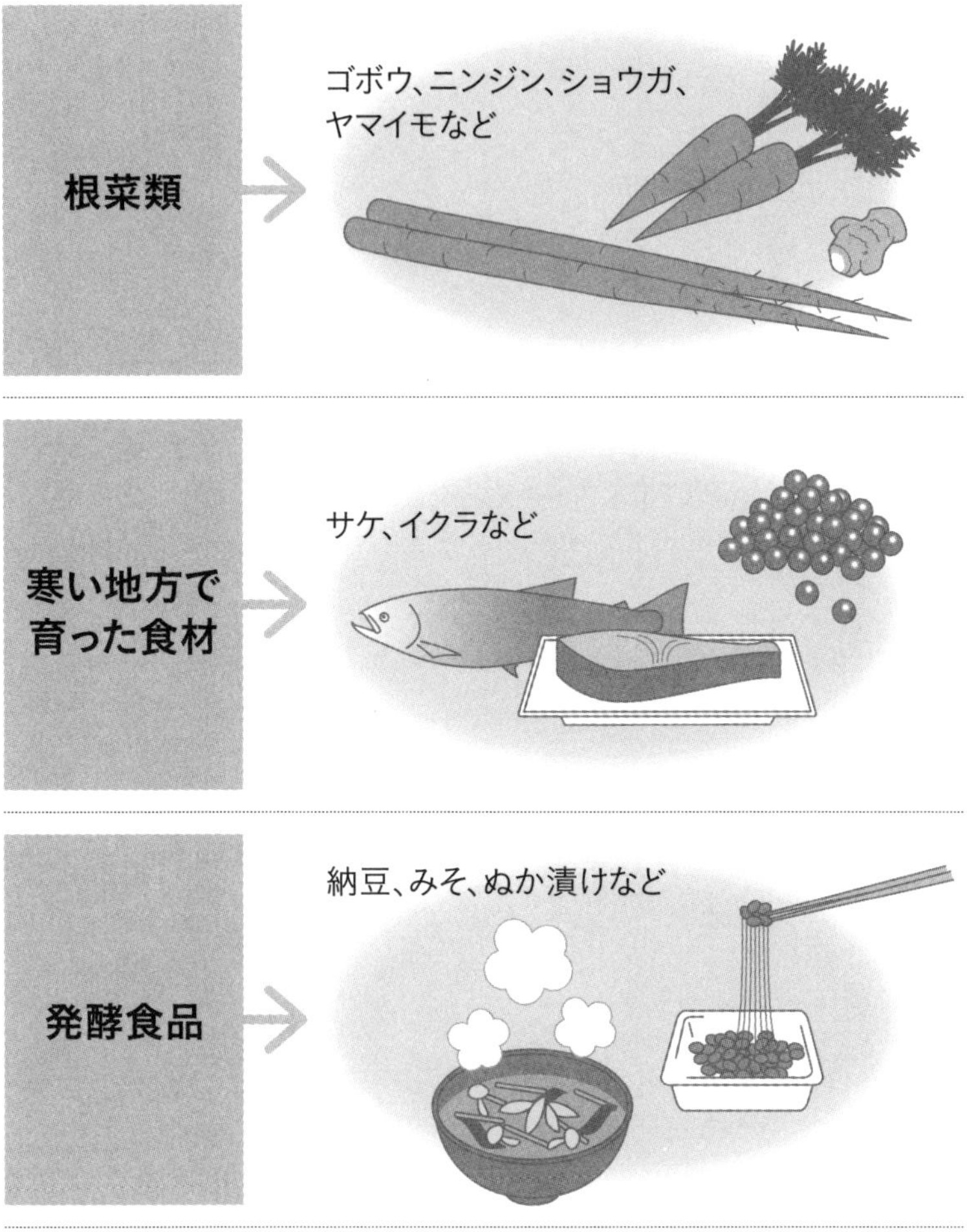

※ごはんにみそ汁、焼き魚、卵、納豆、漬物といった典型的な和食がおすすめ。

※ヨーグルトが欲しい人は、プレーンヨーグルトを電子レンジで温めた「ホットヨーグルト」をとる。

朝食ではエネルギー補給も大事

最近は、朝食をとらない人もふえていますが、これは健康のために決して勧められることではありません。朝、起きたときは、前日の夜の食事をすましてから、かなり時間がたっています。

つまり、**活動のエネルギーが足りなくなっている**のです。

朝食抜きで仕事や学校などに出かけると、頭も、体も、エネルギー不足の状態で活動を始めることになります。脳の唯一のエネルギー源となる糖質（グルコース）も足りていませんし、頭も働かず、判断力も低下してしまうおそれがあります。

こうした事態を避けるため、朝食には、一日の活動のためのエネルギー補給を行うという重要な役割があります。

しっかりと、エネルギーとなるものを補給しましょう。

すぐに活動のエネルギーとなるものといえば、一つは、**糖質**（炭水化物のうちから、食物繊維をのぞいたもの）。それから、**たんぱく質**が勧められます。

午前六～七時に起床し朝食をとると、血中のインスリンが増え、そのシグナルによって時計遺伝子が動き、体内時計が調節されます。

加えて、たんぱく質をとることも重要です。

たんぱく質は、インスリン様成長因子の分泌を促し、これも体内時計の針の調整につながることがわかってきています。（＊2）

また、塩分も、適切な量をとりましょう。

私たちは寝ている間に汗をかき、約二〇〇～四〇〇ミリリットルの水分が失われています。汗ともに体内の塩分も失われています。

朝食では、**失われた水分や塩分の補給**も行う必要があります。

たとえば、これまでお話ししてきた内容を踏まえて考えると、和食の朝食は大変推奨できる食事ということになります。

典型的な和食のパターン

・ごはん
・みそ汁

（＊2）https://www.waseda.jp/top/news/57000

・焼き魚
・卵焼き
・納豆
・漬物

ごはんによって糖質を、卵・焼き魚・納豆によってたんぱく質の補給ができます。

みそ汁に野菜などの具材をたくさん使い、**「具だくさんみそ汁」**を作れば、野菜を多めに摂取できて、栄養バランスもよくなります。かつ、体を温める食材もふんだんに入れることができるでしょう。

焼き魚には、体を温める魚のうちから、サケやアジなどを選べば、体を温める食材の補給ができます。納豆、みそ汁、漬物はいずれも発酵食品で、これらも体を温める食材になります。

こうした点から、和食は体を温める食材をとるうえで、非常に重宝する食のスタイルであるといってもよいのです。

最近は、朝食にヨーグルトをとる人も多いと思います。

確かに、ヨーグルトは腸内で善玉菌をふやし、腸内環境を整える働きが期待できます。腸内細菌叢が整い、腸内環境がよくなることは、自律神経にもよい影響をもたらします。

しかし、**体を温めるという観点から考えると、朝食のヨーグルトには疑問符**がつきます。

というのも、ヨーグルトは、体を冷やす食材の一つである牛乳から作られたもので、ヨーグルト自体にも、体を冷やす作用があると考えられます。

しかも、ヨーグルトは、当然ながら冷蔵されているため、冷たいヨーグルトを食べれば、それはさらに体を冷やす作用を強めてしまうおそれがあります。

これから体温をどんどん上昇させたいのですから、そうした点から、朝食に冷たいヨーグルトはあまりお勧めできないのです。

朝、ヨーグルトが欲しいというかたには、**電子レンジでヨーグルトを温めた「ホット（生姜）ヨーグルト」**（作り方は一一四ページを参照）をお勧めします。

★朝食では、糖質とたんぱく質の補給も忘れない
★和食は、体を温める食材を活用しやすい
★朝食では、ホットヨーグルトがお勧め

耳鳴りをよくする食事・第三条：昼食は軽め。八〇～一〇〇gの糖質を摂取

健常なかたの体温の日内変動では、午後二時ごろが体温のピーク。

耳鳴りに悩むかたも、体温を午後のピークへ向けて上げていく必要があります。

このため、昼食においても、食事内容は、体を温める食材を中心にとっておくとよいでしょう。

朝食で補給したエネルギーは午前中の活動のうちに使い切ってしまっていると考えられます。午後の活動のためにも新たなエネルギー補給が必要となります。

その目標となる量が、**八〇～一〇〇gの糖質**ということになります。

目安の糖質量を示したのも、糖質のとりすぎは体の負担となるためです。

糖質をとりすぎた場合に懸念されるのが、**血糖値スパイク**です。

血糖値スパイクとは、食後に血糖値が急上昇と急下降を起こす現象です。血糖値スパイクをくり返していくと、血管が痛めつけられてダメージを受けてしまいます。その血管へのダメージが蓄積していけば、それが動脈硬化を進行させ、ひいては糖尿病や脳梗塞（脳

の血管がつまる病気）、心筋梗塞（心臓の血管がつまる病気）などの重篤な疾患へもつながっていくおそれがあります。

血糖値スパイクが起こると、食後に強烈な眠気を感じます。**もし昼食や夕食後などに、強烈な眠気を感じるようでしたら、それは、そのときの食事で糖質をとりすぎて**いるというサインです。

血糖値スパイクを避けるためにも、先にお示しした糖質の摂取量を守ることをお勧めします。

主食の糖質量の目安を示しておきましょう。

主食の糖質量の目安

- **白米ごはん　茶碗一杯分（一五〇g）…糖質量五三・四g**
- **食パン　六枚切一枚（七〇g）…糖質量二九・五g**
- **うどん（ゆで）　一食分一玉（一七〇g）…糖質量三四・五g**
- **そば（ゆで）　一食分一玉（一七〇g）…糖質量三九・三g**
- **中華麺（蒸し）　一食分一玉（一七〇g）…糖質量四四・九g**

食事のとき、近年、よくいわれるようになった「ベジタブルファースト」を実行することもお勧めします。主食（ごはんなど）より先に、野菜などのおかずから食べてください。先に野菜などの繊維分の多い食事をとると、あとから入ってくる糖質の吸収を遅らせることができます。

★昼食時には、エネルギー補給のため、糖質、八〇〜一〇〇gをとる
★食後、急激に眠くなるほどの糖質はとらない
★食事内容は、体を温める食材を中心に

耳鳴りをよくする食事・第四条：おやつにハチミツレモン水を飲む

みなさんにお勧めしているおやつがあります。それが、「ハチミツレモン水」です。ハチミツには、ビタミンやミネラルが豊富に含まれています。

とくに重要なのが、**ビタミンB群**。細胞の代謝（物質の変化や入れ替わり）を助け、血

行を促し、疲労回復を早めます。全身の血液循環がよくなり、疲労が回復できるなら、それは、自律神経のバランスの乱れを回復させるのにも役立つと考えられます。

なかでも**ナイアシン**は、末梢血管の血流を促すことが臨床実験で確認されています。内耳の毛細血管の血流がよくなれば、聴覚のコンディションもよくなってくるでしょう。

また、ハチミツに含まれている主な糖は、**果糖とブドウ糖という単糖類**です。単糖類は、砂糖の主成分である**ショ糖に比べて、体内で素早く吸収されるため、太りにくい**という利点があります。

さらに、レモンに多く含まれる**ビタミンC**には、**抗酸化作用（老化と病気の原因物質である活性酸素を消去し、体を守る作用）やクエン酸の代謝促進作用**もあります。

ハチミツレモン水は、文字どおり、多くの有効成分を含んだ健康飲料といってよいでしょう。

ハチミツレモン水の作り方は、一二八ページをご参照ください。

使う水は、塩素の多い水道水よりも、**ミネラルウォーターをお勧め**します。

保存容器は、化学物質で作られたペットボトルではなく、**ガラス製**を選びましょう。

こうして作ったハチミツレモン水は、冷蔵庫で保存すれば三日ほど日持ちします。

ただ、そのまま飲むには冷たすぎます。**昼食後、コップ一杯分を冷蔵庫から出して、常温にしてから飲む**ようにするといいでしょう。

お好みでミントの葉を一枚入れると、おいしさがより引き立ちます。

私自身も、ハチミツレモン水を朝晩飲んで、健康作りに役立てています。

なお、**糖尿病の人はハチミツの量を、逆流性食道炎や、胃に疾患のある人はレモンの量を適宜調整するか、飲用を控えてください。**

★ハチミツレモン水はビタミンやミネラル類が豊富
★昼食後にコップ一杯を常温で飲むとよい

耳鳴りをよくする食事・第五条：夕食では体を冷やす食材をとる

模範的な体温の日内変動では、午後二時をピークに、体温は徐々に下がっていきます。

深部体温が下がると眠気が上昇する

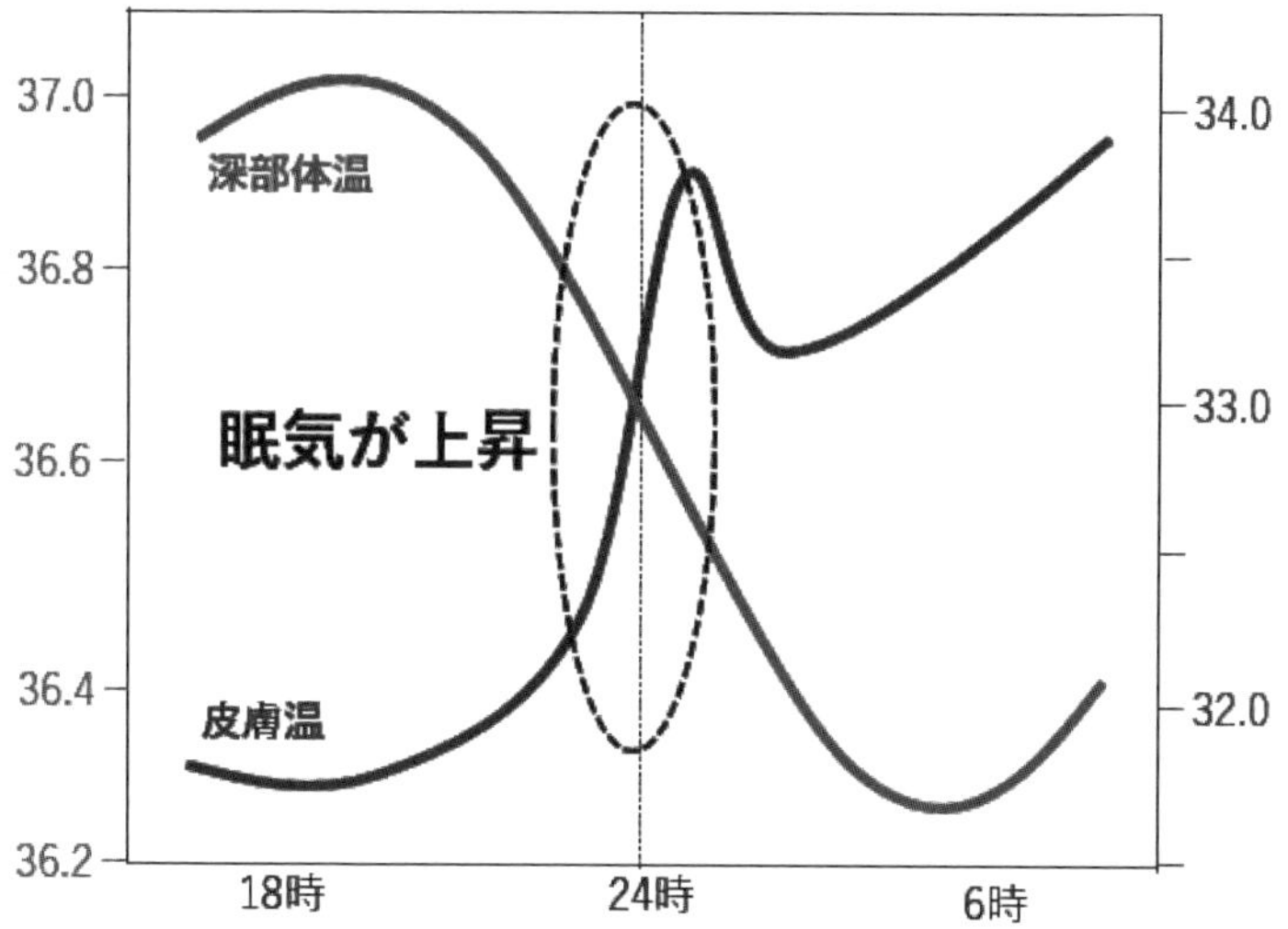

睡眠についてのさまざまな研究から、上のグラフを見ていただければわかるように、深部体温（臓器などの体の深部の体温）が下がっていくことで、自然な眠りが訪れることが知られています。（＊3）

深部体温が下がると、相対的に皮膚の表面温度は上昇します。

そこで、夕食では朝食とは逆に、**深部体温を下げるような、体を冷やす食材をとることが**勧められることになります。

体を冷やす食材には、次のようなものがあります。

体を冷やす食材の目安

（＊3）NCNP病院　国立精神・神経医療センター
https://www.ncnp.go.jp/hospital/guide/sleep-column21.html
原図はCircadian Clues to Sleep Onset Mechanisms K Kräuchiによる
https://www.nature.com/articles/1395758

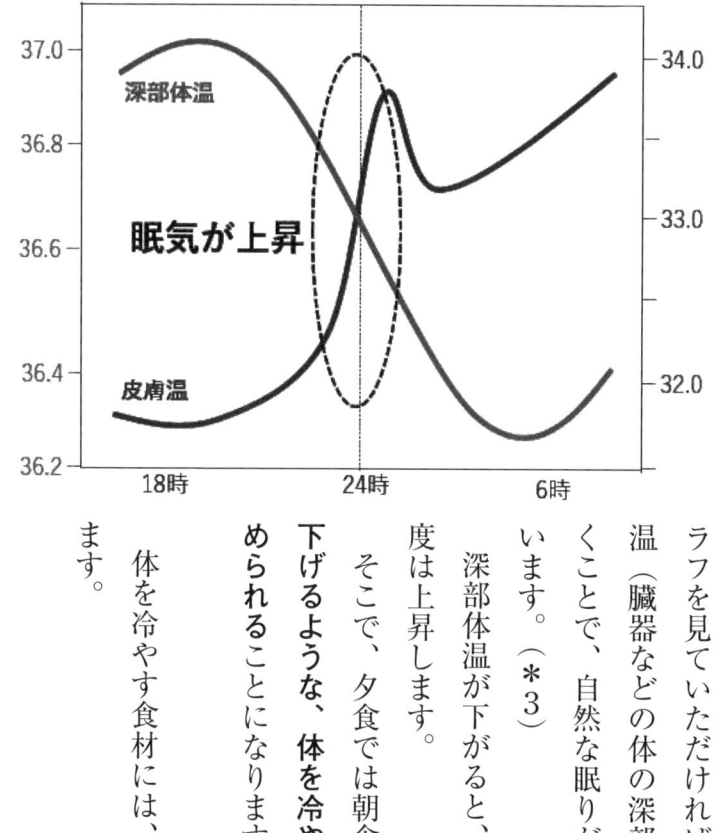

●温かい地域でとれる食材：スイカ、バナナ、パイナップルなど
●葉野菜類：キャベツ、レタス、ハクサイ、ホウレンソウなど
●夏野菜：トマト、キュウリ、オクラなど
●寒色（青、緑、白）の食材：ダイコン、もやしなど
●グリシンの豊富な食材：エビ、カニ、ホタテなど

根菜類は体を温める効果があるのに対して、**葉野菜類には体を冷やす作用**があります。寒い地方でとれた食材が体を温める効果があるとお話ししましたが、**暑い地方でとれた食材は体を冷やします。とくに果物**には、その傾向が顕著です。

グリシンは、アミノ酸の一種で、体を冷やす作用があります。

さらに**グリシンには、深部体温を下げ、質のよい眠りをもたらす作用があるという報告**もなされています。

また、眠りの質を高めるという意味では、**ギャバ（GABA）**も勧められる成分です。

ギャバとは、γ-アミノ酪酸（Gamma Amino Butyric Acid）の略語です。ギャバは、**副交感神経を優位にして、興奮を鎮め、体温や血圧を下げ、睡眠の質を高める作用**がある

体を冷やす主な食材

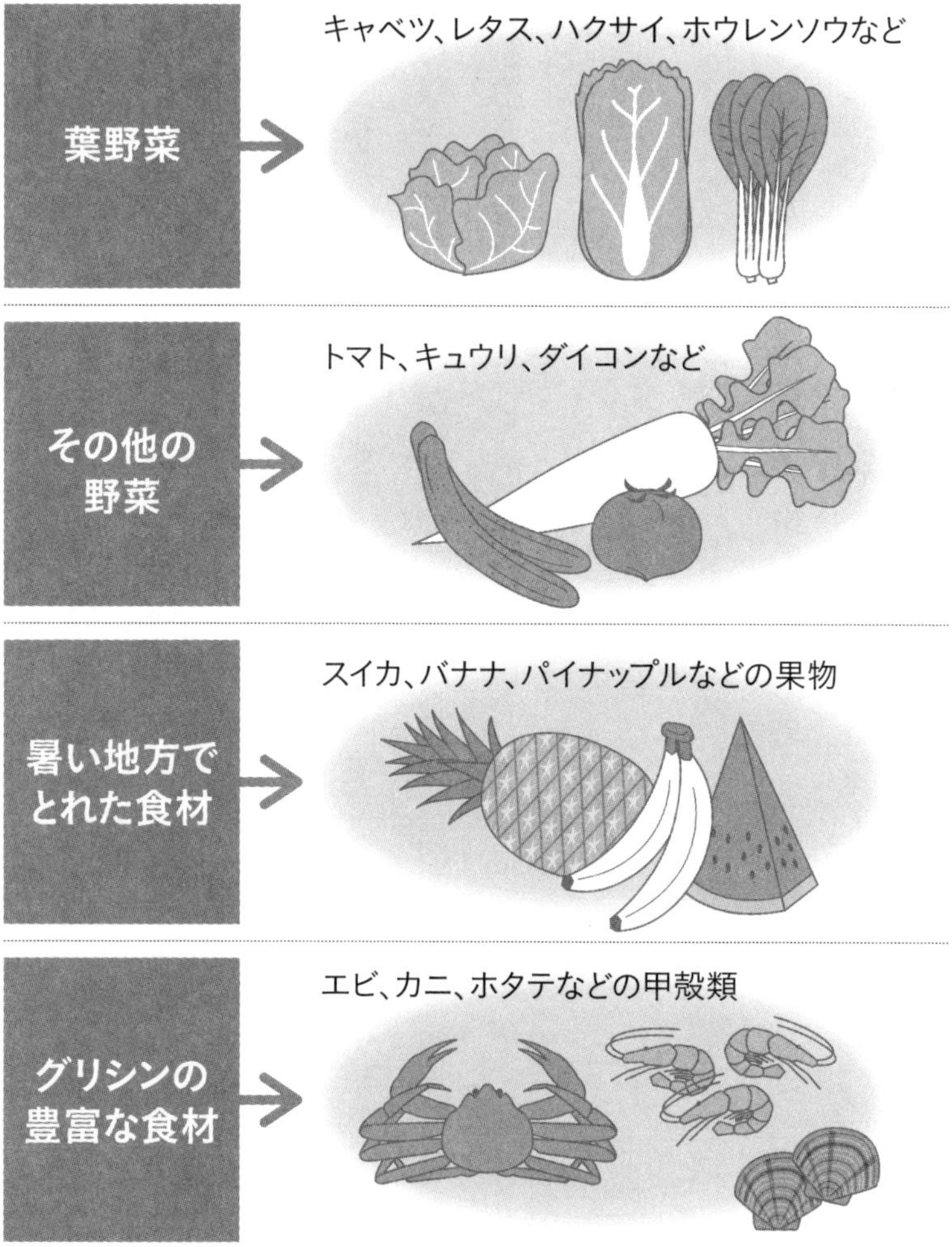

※ギャバが豊富な発芽玄米、ジャガイモ、チョコレートなどには、質のよい睡眠をもたらす効果がある。

とされています。

ギャバが豊富な食材としては、**発芽玄米**、**ジャガイモ**、**チョコレート**などがあります。

夕食では、いまご紹介したような食材を意識的にとるようにしましょう。

★深部体温が下がっていくと、自然な眠りが訪れる
★夕食は、体を冷やす食材を中心に組み立てる
★体を冷やす食材の目安：温かい地域の食材・葉野菜類・夏野菜・寒色（青、緑、白）の食材・グリシンが豊富など

いい食事を続けるため、夕食を楽しむことも重要

夕食では、ほかに食事内容の制限は設けていません。

朝食では、和食を一つの勧められるスタイルとして推奨しましたが、夕食の場合、ご自分のお好みのスタイルの食事でいいでしょう。

量についても、昼食は控えめとしましたが、夕食は、むちゃな食べ方をしない限り、量を抑えなくてもよいと考えています。

つまり、あまり制限が多くなりすぎて、ガマンするばかりでは食事の楽しみがなくなってしまいますし、食事でのストレスが大きくなりすぎれば、結局、続けられなくなるからです。継続できなければ、効果も現れてきません。

一日の終わり、食事を楽しむ時間を大切にしたいものです。

たとえば、夕食のメニューのパターンの一つとして、地中海食のような食事のセットも勧められます。

地中海食は、抗酸化作用に優れた食材を多く摂取できるところから、とくに高齢者の聴覚障害の予防に役立つという報告もなされています。（＊4）

また、適切なたんぱく質の摂取も必要です。同じ論文で、**たんぱく質の摂取量が少ないと高齢者の聴覚障害につながる**ことが指摘されています。

朝、昼の食事で十分なたんぱく質の摂取がなされなかった場合、夕食で肉や魚をとって、たんぱく質を補っておくといいでしょう。

ことに近年、高齢者のたんぱく質摂取不足が問題にされています。栄養不良から老化が

（＊4）Hsin-Lin Chen
Effects of Diet and Lifestyle on Audio-Vestibular Dysfunction in the Elderly: A Literature Review
https://pubmed.ncbi.nlm.nih.gov/36432406/

進行すれば、耳にも悪い影響を及んでくるおそれがあるのです。

ちなみに、夕食をとってすぐに寝ることはよくありません。胃の中に食べ物が残っていると、胃腸に負担がかかり、寝つきも悪くなります。

食べたものの消化には、二～三時間はかかるので、**少なくとも夕食後、三時間はたってから寝ることが勧められます。**

そうなると、寝床に入る時間から逆算して、午後七時くらいには、夕食を食べ始めることになります。しかし仕事に追われ、何かと慌ただしい現代人にとって、午後七時に夕食をとるというのが難しいかたもかなりいらっしゃると思います。

そうしたかたも、できるだけ早めに夕食を食べ始めるように心がけてください。

★食事を楽しむことも大事
★抗酸化力の高い地中海食がお勧めメニューの一つ
★夕食後三時間たってから寝るのが理想の就寝パターン

体を温める食材・体を冷やす食材

体を温める食材と体を冷やす食材、そして平性（温めも冷やしもしない）の食材をまとめておきましょう。

●体を温める食材リスト

野菜類
ネギ・タマネギ・生姜・ニンニク・ニラ・シソ・モロヘイヤ・コマツナ・根菜類（ニンジン・ゴボウなど）

肉類
羊肉・鶏肉・豚レバー

魚介類
アジ・イワシ・ブリ・マグロ・サケ・ウナギ・イクラ

乳製品
チーズ・バター・生クリーム

穀類
玄米・ライ麦・もち米

豆類

ソラ豆・インゲン豆・納豆

種実

クルミ・松の実・栗・銀杏

フルーツ

桃・サクランボ・ザクロ・リンゴ・ナツメ・干し柿

調味料

みそ・自然塩・黒糖・みりん・辛子・胡椒・唐辛子・シナモン

飲み物

ココア・紅茶・ウーロン茶・赤ワイン・黒ビール・日本酒・紹興酒

そのほか

ぬか漬け

●体を冷やす食材リスト

野菜類

トマト・キュウリ・ナス・レタス・セロリ・ホウレンソウなどの葉物野菜・大根・トウガン・タケノコ・キャベツ・ハクサイ

肉類

馬肉

魚介類

エビ・カニ・ホタテ・タコ・牡蠣・アサリ・ハマグリ・シジミ・ハモ・海藻類

乳製品
牛乳・バター・生クリーム・ヨーグルト・アイスクリーム
穀類
小麦粉・ソバ
豆類
枝豆・黒豆・豆腐

●平性の食材（温めない、冷やさない）リスト

野菜類
トウモロコシ・カブ・シュンギク・ジャガイモ・サツマイモ・シイタケ・ナガイモ・ブロッコリー

フルーツ
スイカ・バナナ・ミカン・梨・メロン・マンゴー・柿
調味料
白砂糖・酢・マヨネーズ・カレー粉
飲み物
緑茶・コーヒー・牛乳・豆乳・白ワイン・ビール

肉類
豚肉・牛肉・卵
魚介類
イカ・タイ・ヒラメ・タラ・サンマ

穀類
うるち米
豆類
大豆・小豆・豆乳
種実
ゴマ・ピーナッツ

フルーツ
ブドウ・レモン・イチジク・梅・スモモ
そのほか
ハチミツ

耳鳴りをよくする食事・第六条：寝る前に冷たい水を飲む

夕食を食べることで下げた体温を、さらに引き下げるため、**寝る前にコップ一杯の水を飲んでください。**

しかし、高齢者の中には、夜中にトイレに立つことを嫌い、寝る前に水分をとることをちゅうちょされるかたがいらっしゃるかもしれません。

けれども**高齢者こそ、水分補給が必要**なのです。

「脳梗塞を発症するのは、明け方の五時〜八時ごろが最も多い」というデータがあります。

私たちは寝ている間に汗をかきます。その影響で、二〇〇～四〇〇ミリリットルほどの水分を失っています。睡眠中には水分補給ができませんから、脱水状態が起こり、それが脳梗塞を発生させる引き金となるおそれがあるのです。

頻尿傾向のあるかたも、重篤な疾患を予防するためには、寝る前にコップ一杯の水を飲む習慣をつけることをお勧めします。

試しに、寝る前に体温を測ってみましょう。もしも日中と比較して体温があまり下がっていないようでしたら、冷蔵庫で冷やした水を、ある程度体温が下がってきていることが分かった場合は、常温の水を飲むようにします。

なお、飲む水は、ハチミツレモン水のときと同様に、塩素の多い水道水よりもミネラルウォーターがいいでしょう。

九六ページの図を見てください。

食事を変え、生活指導をすることによって、体温の日内変動が改善した例です。

耳鳴りとめまいを併発していた三八歳の女性のケースです。

生活指導で体温の日内変動が改善（38歳・女性）

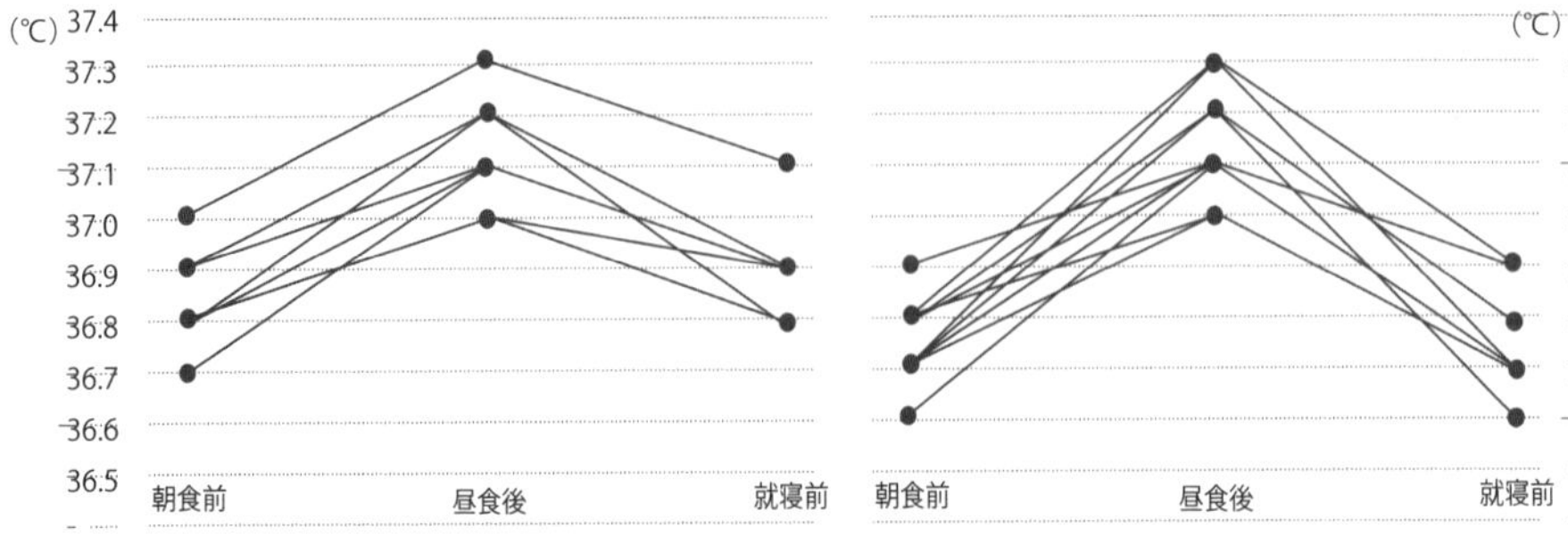

生活指導前 ➡ **生活指導後**

食事を変えたことで、体温変化のメリハリがついた

↓

自律神経の乱れが整ってきた

↓

耳鳴りなどにいい影響

食事を変える前は、体温の日内変動は、ある程度は山なりではあるものの、平坦な変化に留まっていました。

しかし、食事を変えることによって、朝の体温はより低くなり、昼のピークがより高くなり、夜は再び低くなっています。生活指導前の平坦な変化と比べると、かなりメリハリがついていることが一目でわかるでしょう。

このように自律神経の乱れが整っていくことで、耳鳴りなどの症状にもいい影響が生まれてきます。実際にこのかたは、体温変化が正常化するにつれ、耳鳴りやめまいが改善していきました。

★寝るまえにコップ一杯の冷水を飲み、さらに体温を下げておこう
★高齢者も、寝る前の一杯の水は、脱水予防として必要

耳鳴りをよくする推奨食材①：腸を整える食材

現在、腸内環境と耳鳴り・難聴などの聴覚障害との関連の研究が進みつつあります。

善玉菌を積極的に摂取したり、オメガ3系の油を多く含む食事をとって腸内環境をよくしたりすると、聴覚障害の際の炎症の有病率が下がることがわかってきています。（＊5）

こうした研究からも、**腸内環境を整えておくことは耳にもいいと示唆されています。**

続いて、耳鳴りの予防・改善のために役立つ栄養素や食材についてお話ししていきましょう。

ここでふれておきたいのが、腸と脳の関連ついてです。

腸と脳の間には、密接な関連があることがわかってきています。

（＊5）Dimitri A Godu　Modulation of Gut Microbiome as a Therapeutic Modality for Auditory Disorders
https://pubmed.ncbi.nlm.nih.gov/37887847/

それが、**「脳腸相関」**といわれるものです。

ストレスがかかると、おなかが痛くなったり、おなかを下したり、逆に便秘になったりすることがあります。脳と腸は、自律神経を介してお互いの情報をやりとりしており、ストレスがかかると、その情報が腸に伝えられ、その結果として、下痢や便秘が起こってきます。

また、腸内環境が悪化すると、その情報が脳に伝わり、さまざまな心身の不調が起こってくることがあります。

つまり、**「腸を元気に整えることが、脳を元気にすることにつながる」という関係性があります。そして、このとき脳と腸をつないでいる自律神経の働きも整ってくる**のです。

耳鳴りに悩む人は、自律神経の働きが乱れていることが多いわけですから、食事で腸の働きを整えていくことで、少しでも自律神経の調整に役立てたいのです。

腸の働きを整えるうえでとくに推奨したいのが、**発酵食品と食物繊維**です。

●発酵食品

発酵食品には**乳酸菌や納豆菌、酢酸菌などの善玉菌が多く含まれています。これらの善**

玉菌が腸内の悪玉菌の繁殖を抑えて、腸内細菌叢のバランスを整える役割を果たしてくれます。

食品として取り入れた善玉菌のうち、加熱や胃酸によって大腸に届くまでに約九割が死んでしまいますが、死んだ菌もムダにはなりません。善玉菌のエサとなって、腸内環境を整える役割を果たしてくれるからです。

また、生きて大腸まで届いた善玉菌は、そこで善玉菌の仲間を増やし、免疫力の向上などにも役立つと考えられています。

先にもふれたとおり、発酵食品は、体を温める食材でもあるので、その点から、朝食や昼食には、納豆や漬物、みそ汁などの発酵食品を取り入れることが勧められることになります。

ほかにも、キムチ、チーズ、ヨーグルトなど、多くの発酵食品があります。

●食物繊維

腸内環境を整えるうえでは、食物繊維も重要です。

食物繊維は**消化吸収されないため、大腸まで届き、善玉菌のエサとなり、腸内で善玉菌**

の増加をサポートして、腸内環境を整えます。

食物繊維には、**水に溶ける「水溶性食物繊維」と、水に溶けない「不溶性食物繊維」**の二つの種類があります。

水溶性食物繊維は、麦類やフルーツ、野菜、海藻類などに多く含まれ、腸内の善玉菌のエサになります。糖や脂質などの吸収を遅らせることもよく知られています。

不溶性食物繊維は、玄米や雑穀、キノコ類、豆類、根菜などに多く含まれるもので、便のカサを増やし、腸管を刺激して腸の運動を活発化させます。

食物繊維を多く含む代表的な食材を挙げておきましょう。

食物繊維を多く含む食材

- **野菜類：切り干し大根（乾）、パセリ、ゴボウ、大根**
- **果物類：アボカド、レモン、ブルーベリー、キウイフルーツ**
- **海藻類：ヒジキ（乾）、焼きのり、ワカメ（乾）**
- **キノコ類：キクラゲ（乾）、干しシイタケ、生シイタケ**
- **豆類：インゲン豆（乾）、大豆（国産・乾）、納豆**

・穀物類：オートミール、ライ麦パン、ソバ（干）

●オリゴ糖

なお**オリゴ糖**も、腸内環境を整えるうえでお勧めしたい栄養素です。

オリゴ糖とは糖類の一種で、果糖やブドウ糖といった単糖が複数個つながってできたもの。消化されないまま大腸に届き、善玉菌のエサとなり、腸内環境を整えたり、腸の活動のエネルギー源となり、整腸作用をもたらします。

オリゴ糖は、**タマネギ**、**バナナ**、**トウモロコシ**、**ハチミツ**、**大豆**、**ゴボウ**などに含まれています。

これらの食材を積極的に有効活用していくことが勧められます。

★脳腸相関で、腸を整えることが自律神経の調整にも役立つ
★腸内環境の改善には、発酵食品・食物繊維・オリゴ糖がお勧め

耳鳴りをよくする推奨食材②：ビタミンB群を含む食材

ビタミンB群に属するビタミンの多くが、耳によい影響をもたらすことが知られています。ビタミンB群の働きを、以下にまとめておきましょう。

●ビタミンB_{12}

このビタミンには、中枢神経や末梢神経の働きを調整したり、傷ついた神経を修復したり、正常な血液をつくったりするなどの働きがあります。内耳の血流を増やし、興奮する神経を鎮める働きもあります。ビタミンB_{12}が不足して耳鳴りがある場合には、ビタミンB_{12}の投与は有効です。

ビタミンB_{12}は、耳鳴りの治療において**内服薬として処方**されることもあります。ビタミンB_{12}を多く含む食品としては、**レバー**、**貝類**、**サンマ**、**卵**、**チーズ**、**焼きのり**などがあります。野菜類にはほとんど含まれていません。

健康増進やダイエット目的から、動物性食品を食べないという人がいますが、そうすると、ビタミンB_{12}を摂取する機会が非常に限られてしまうおそれがあります。

耳鳴りの人は、意識して、ビタミンB_{12}を含む食品をとることをお勧めします。

●ビタミンB_6

ビタミンB群の効能については既に、ハチミツレモン水の項でもふれていますが、ほかにも、自律神経の乱れを整えるうえで見逃せない効能があります。

それが、**精神安定に欠かせない栄養素**の一つである点です。とくに**ビタミンB_6は、神経過敏や不眠に効果的**とされています。

精神を安定させるのに貢献するセロトニンやギャバといった脳の神経伝達物質は、アミノ酸によって合成されますが、ビタミンB_6は、アミノ酸の代謝にかかわり、これらの神経伝達物質の合成を促すため、心を落ち着かせてくれる働きが期待できるのです。

カツオやマグロ、牛レバー、鶏肉などに多く含まれています。

●ビタミンB_1

ビタミンB_1は、脳の中枢神経や末梢神経の働きを正しく保つ作用があります。

糖質をエネルギーに変える際にも必要とされます。

このビタミンが不足すると、疲労感やだるさ、無気力感が強くなり、不眠やイライラが悪化することもあります。

不眠がひどくなれば、それは耳鳴りを悪化させる要因ともなってしまいますから、ビタミンB_1不足にならないよう配慮したいものです。

豚肉、ウナギ、大豆、ゴマ、玄米やそばなどの全粒穀物に多く含まれます。

★ビタミンB群は、精神を安定させ、自律神経を整えるうえでも勧められる
★ビタミンB_{12}、B_6、B_1などを意識して摂取しよう

耳鳴りをよくする推奨食材③：ビタミンACEを含む食材

お話ししてきたとおり、難聴は大半の耳鳴りの原因となっています。

しかし、いったん難聴が進行してしまったあとでは、それを回復させることは難しいた

め、**まずは難聴にならないこと、すなわち、難聴の予防が大事**になります。

その点で勧められるのが、ビタミンA、C、E、合わせてACE（エース）と略称されるビタミン群。この三つのビタミンは、抗酸化ビタミンと呼ばれています。

抗酸化ビタミンは、老化と病気の原因物質である活性酸素を消去して、体内の酸化を防ぎ、体内にアンチエイジング作用をもたらします。

それぞれを多く含む食材を紹介しましょう。

ビタミンACEを多く含む食材

- **ビタミンA：レバー、ウナギ、ギンダラ、ホタルイカ、シラス干し、チーズなど**
- **ビタミンC：イチゴ、キウイ、赤ピーマン、ブロッコリー、さやえんどうなど**
- **ビタミンE：アーモンド、クルミ、落花生、きな粉、ひまわり油、オリーブ油**

なお、ビタミンDの欠乏が耳鳴りの危険因子となるという研究報告も出されています。

韓国疾病管理予防センターが主体となり、一万六千人余りを対象に行った研究では、耳鳴りのある人とない人では、日光に当たる時間に有意な（統計的に意味のある）差があっ

たと報告されています。（＊6）

ビタミンDは、食事による摂取以外に、日に当たることでも体内に生成されるビタミンですが、この研究では、日に当たらずにいることが耳鳴りのリスクになると示唆されたことになります。

★ビタミンACEは抗酸化ビタミンとして難聴予防に役立つ
★難聴は耳鳴りの最大原因。難聴予防＝耳鳴り予防を心がけたい
★ビタミンD不足も耳鳴りの危険因子とされる

耳鳴りをよくする推奨食材④：質のよい脂を含む食材

腸内環境を整えるうえで勧められるのが、**オメガ3系の油**です。

オメガとは油の主成分となっている脂肪酸の分類で、脂肪酸は、まず飽和脂肪酸と不飽和脂肪酸の二つにわけられます。

（＊6）Aynur Aliyeva　ら　Ann Otol Rhinol Laryngol
Vitamin D Deficiency as a Risk Factor of Tinnitus
https://www.x-mol.net/paper/article/1773956304075276288

飽和脂肪酸は、乳製品や肉などの動物性脂肪に含まれる、常温では固形の油です。不飽和脂肪酸は、植物油などに含まれる、常温では液体の油です。

不飽和脂肪酸は、組み合わされた脂肪酸の構造の違いから三タイプにわけられています。オメガ6脂肪酸は、大豆油やコーン油に含まれるもの。オメガ9脂肪酸は、オリーブ油などに豊富に含まれます。

もう一つがオメガ3脂肪酸で、こちらは、**イワシやサバなどの青魚**に含まれている**DHA（ドコサヘキサエン酸）やEPA（エイコサペンタエン酸）、エゴマ油やアマニ油に含まれるα－リノレン酸**などの脂肪酸の総称になります。

オメガ3系の油には、コレステロール値や中性脂肪値を下げる、血流をサラサラにして血流を改善するなどの効能があり、かつ、腸内環境を整えるのにも役立つとされています。

既に前の項でも、オメガ3系の油と耳鳴りの関連性についてふれていますが、ここで注目したいのが、オメガ3系の油と難聴との関連です。

オメガ3系の油が加齢性難聴によい影響を及ぼすという報告がなされています。（＊7）

五〇歳以上の二九五六人を対象として、魚（オメガ3脂肪酸）の摂取量と加齢性難聴の関連を調査した研究です。

（＊7）Consumption of omega-3 fatty acids and fish and risk of age-related hearing loss
https://pubmed.ncbi.nlm.nih.gov/20534742/

三〇〇〇人近くの人たちを、魚を週に二食以上食べている人と、魚の摂取が週に一食未満の人にわけ、それぞれの加齢性難聴の発症リスクを比較したのです。するとは、**少なくとも週に一回以上、魚（オメガ3脂肪酸）をとっている人は、とっていない人に比べて加齢性難聴のリスクが有意に低くなる**という結果となりました。

この研究から、「オメガ3系の油の摂取が耳によい影響を及ぼす可能性がある」と示唆されたことになります。

難聴になれば耳鳴りが聞こえてくるリスクが高まるわけですから、耳鳴り予防対策の一つとしても青魚などの摂取が勧められることになります。まだ耳鳴りや難聴が出ていないかたでも、ふだんから摂取して、病気のリスクを軽減するといいでしょう。

ただし、オメガ3系の油には酸化しやすいというデメリットがあります。

加熱すると壊れてしまうので、オメガ3系の油を摂取するときには、サラダにかけるなどして、できるだけ加熱しないようにしましょう。青魚であれば、新鮮な刺身がよいことになります。

また、油の保存方法についても、日光が直接当たるような場所には置かず、必ず冷蔵庫や冷暗所に保管することが原則です。

★青魚は加齢性難聴の予防に有効とのデータあり
★オメガ3系の油は酸化しやすいため、青魚なら刺身など、加熱せずに食べるのがお勧め

耳鳴りの悪化を防ぐため控えたい食材とは？

耳鳴りを改善させたいと考えているかたは、摂取を控えたほうがよいと考えられる食材がいくつかあります。

ポイントとなる項目を挙げておきましょう。

●カフェインを含む飲料

耳鳴りは、いわば、脳の神経が異常に興奮した状態です。

神経を興奮させる作用のあるカフェインは、その興奮状態をさらに強めてしまうおそれがあります。このため、耳鳴りに悩むかたは、カフェイン飲料全般をきっぱりやめること

をお勧めしています。

コーヒーや緑茶、紅茶、ウーロン茶、コーラ、栄養ドリンクなど。微量ながら、**ほうじ茶、玄米茶**にも含まれます。

「疲労回復のために栄養ドリンクを飲んでいたら、耳鳴りが悪化した」という人もいます。緑茶は、抗酸化作用を有するカテキンなどを含み、がん予防などの健康効果があるとされています。コーヒーにも、クロロゲン酸などのポリフェノールが含まれ、健康効果が報告されています。

しかし、緑茶やコーヒーのようにさまざまな健康効果が知られているものでも、耳鳴りの症状を軽快させるためには、一切控えたほうがよいのです。どうしてもコーヒーが飲みたい人は、ノンカフェインのものを選びましょう。

●刺激の多いレシピ、調味料

スパイスの利いた激辛カレーなどの料理もできるだけ避けておきましょう。

ワサビやカラシなどの刺激物も、なるべく控えます。

神経を興奮させ、脳の興奮状態を増悪させる可能性があります。

●アルコール

アルコールの適量は、肝臓の分解能力や年齢、性別などによって違ってきますが、どんなに**お酒に強い人でも、「グラス二杯まで」**を守ってください。

それ以上飲むと、脳幹や小脳などを刺激し、耳の健康のためにもよくありません。肥満や動脈硬化の原因にもなります。

なお、「耳鳴りがうるさくて、お酒を飲まないと眠れない」という人がいます。

しかし、寝酒は決して勧められることではありません。**むしろ逆効果で、やめたほうがいい習慣**です。

眠りが浅くなり、夜中や早朝に目を覚ましやすくなります。アルコールは利尿作用があるため、夜間にトイレに起きることにもなります。

そして、寝ようとしたら、また耳鳴りが…となれば、いいことは何もありません。

●甘い物

糖質を含むお菓子類を食べすぎると、糖質の分解にはビタミンB_1が必要とされるため、ビタミンB_1がどんどん無駄に消費されてしまい、ビタミンB_1不足に陥るおそれがあります。疲れていると、ついつい甘い物が食べたくなるものですが、そうやって糖質の過剰摂取が続けば、耳鳴りの悪化を招きよせることにもなりかねません。

甘いお菓子の代わりに、ビタミンCを多く含むフルーツを食べることをお勧めします。

なお、人工甘味料の一つであるアステルパームは、「耳鳴りと関連があるのではないか」と疑われています。

まだ、その関係性についてはしっかり証明されていませんが、耳鳴りに悩む人は、アステルパームを大量に摂取するようなことは避けたほうがよいでしょう。

★脳の神経の異常興奮を悪化させるカフェイン飲料、刺激物は極力控える
★寝酒は禁止
★お菓子の食べすぎにも注意

第三章

耳鳴りをよくする食事・実践レシピ

自律神経を整えて耳鳴りを軽減

第1章～第2章では、

・耳鳴りをよくするには、まず、よく眠れるようにする
・よく眠れるようにするには、自律神経を整えることが大切
・自律神経を整えるには、日中は体温が上がり、夜間は下がるようにするとよい

として、耳鳴りをよくする食事・六ヵ条をご紹介しました。

①起き抜けに白湯を1杯飲む
②朝食では体を温める食材をとる
③昼食は軽め。80～100gの糖質をとる
④おやつにハチミツレモン水を飲む
⑤夕食では体を冷やす食材をとる
⑥寝る前に冷たい水を1杯飲む

第3章では、その六ヵ条に基づいた「耳鳴りをよくするレシピ」をご紹介します。

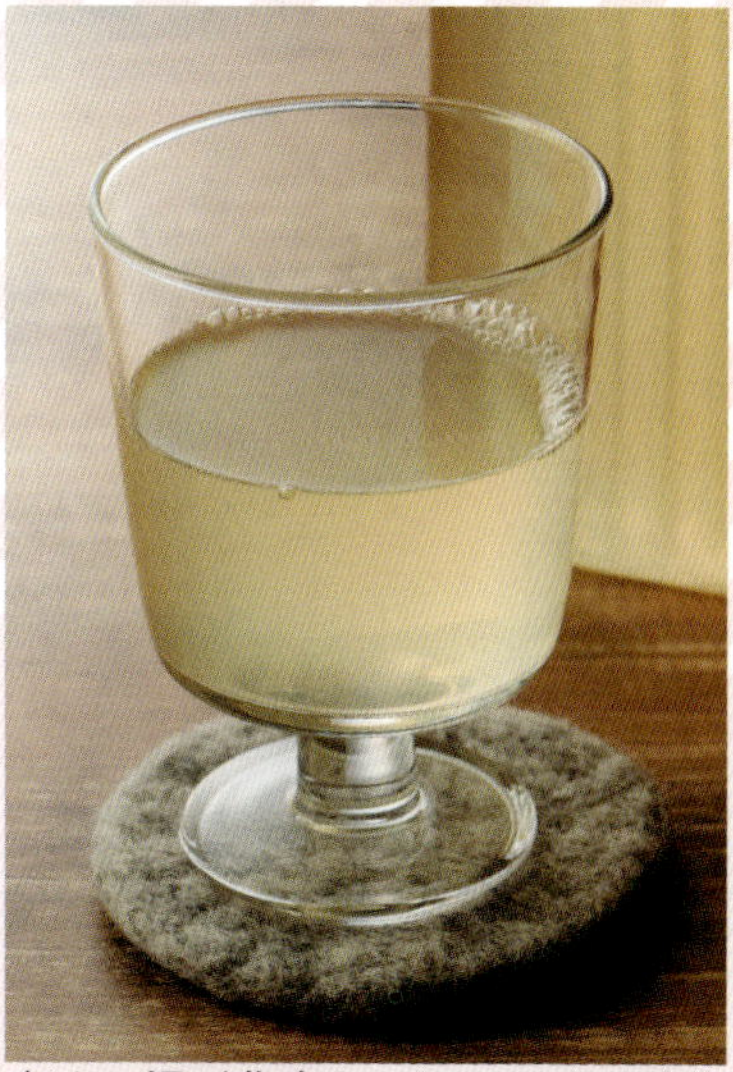
ビタミン類が豊富なハチミツレモン水

・朝食は主に体を温める食材をとる
・昼食は80～100gの糖質をとる
・夕食は主に体を冷やす食材をとる

128ページでは、ハチミツレモン水の作り方をご紹介します。

自律神経を整えて、耳鳴りをよくするために、このレシピをぜひご活用ください。

※レシピは基本的に2人分です

玄米ごはん

玄米……2合
水……1.5倍(540mℓ)

❶玄米は洗ってたっぷりの水に浸け、ひと晩冷蔵庫に入れておく
❷鍋に①の玄米の水を切り、炊飯器の内釜に入れ、水を加えて普通に炊く

みそ汁

煮干し……4〜5尾
水……300mℓ
タマネギ……1/4個
油揚げ……1/3枚
シュンギク……適量
みそ……大さじ1

❶煮干しは水にひと晩浸け、冷蔵庫に入れておく
❷タマネギは薄切り、油揚げは細い短冊に切る。シュンギクは4cm長さに切る
❸①を煮干しごと鍋に入れ、タマネギ、油揚げを加え、中火にかける
❹タマネギが柔らかくなったらみそを溶き入れ、シュンギクを加える

サケのフライパン焼き

生サケ……1切れ
塩・サラダ油……少々

❶サケはひと切れを半分に切り、塩を両面にひとつまみずつ振り、5分ほどおく
❷熱したフライパンにサラダ油を入れ、サケを並べる。中火で片面をこんがり焼く
❸裏返して、ふたをしてさらに2〜3分焼く

納豆卵焼き

卵……2個
ひきわり納豆…1パック
納豆のタレ…適宜
青ネギ……3〜4本分
しょうゆ……ごく少々
サラダ油……少々

❶ひきわり納豆をボウルに入れ、タレを混ぜる。卵を割り入れ、小口切りにした青ネギ、しょうゆを加え、よく混ぜる
❷卵焼き器にサラダ油を熱し、①を一気に流し入れ、大きく全体を混ぜて半熟にし、端から巻いていく。4等分に切る

ヨーグルトぬか漬け風

ヨーグルト……100g
塩(ヨーグルトの5%)……小さじ1
カブ……1個
ニンジン……1/3本
※作りやすい分量

❶ジッパーつきの保存袋にヨーグルトと塩を入れ混ぜる
❷カブは皮をむいて半分に切る。ニンジンも皮をむいて縦半分に切る
❸①に②の野菜を入れ、冷蔵庫に入れてひと晩漬ける

ホット生姜ヨーグルト

紅茶(ティーバッグ)…1個
水…250mℓ
ヨーグルト(プレーン)…100g
おろし生姜…小さじ2
ハチミツ…大さじ2
シナモンパウダー…少々

❶小鍋に250mℓの湯を沸かし、ティーバッグを加え紅茶を作る
❷鍋にすべての材料を入れ、よく混ぜて温める
❸カップに注ぎ、シナモンを振る

※ホット生姜ヨーグルトの材料は、作りやすい分量です

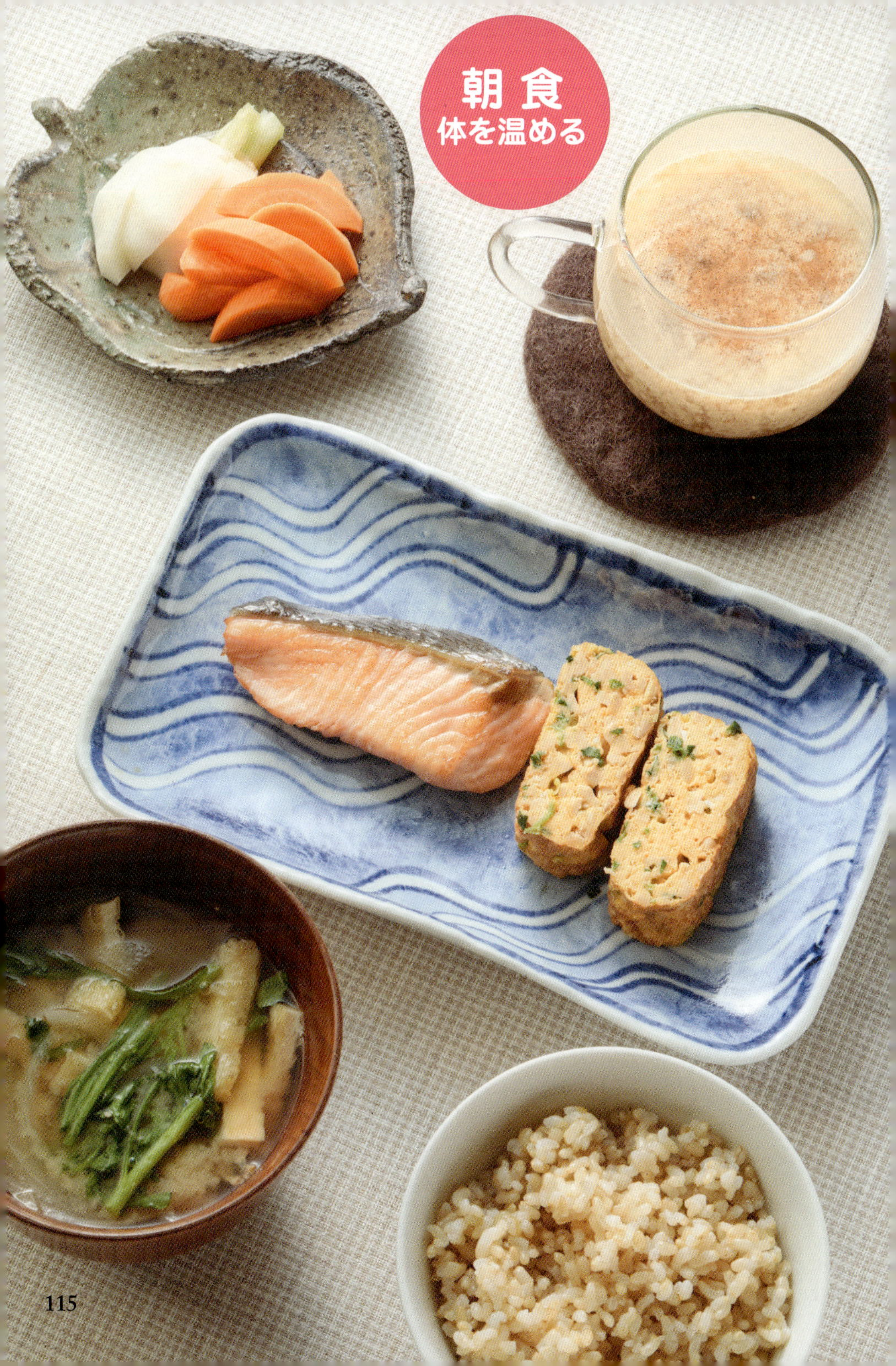
朝食
体を温める

鶏手羽元の薬味煮

材料

鶏手羽元……6本
塩……ごく少々
生姜……1片分
ニンニク……1片分
ネギ……1／2本分

サラダ油……小さじ1
Ⓐ 酒……大さじ1
Ⓐ ハチミツ……大さじ1／2
Ⓐ しょうゆ……大さじ1
ゆでたコマツナ……適量

❶手羽元は骨に沿って切り込みを入れ、塩をまぶしておく

❷生姜は千切り、ニンニクは叩きつぶして粗みじん切りにする

ネギは斜め薄切りにする

❸ふたのできる鍋にサラダ油を熱し、①の手羽元を入れ、まわりが白くなるまで3～4分炒める

②の生姜、ニンニク、ネギを加えて、さらに1～2分炒める

❹③にⒶの調味料、水100㎖を加え、ふたをして弱火で20～30分煮る

煮汁が残っていたらふたを取り、煮詰める

❺鶏肉とゆでたコマツナを器に盛り合わせる

耳鳴りの悪化を防ぐため避けたい食材

カフェインを含む飲料　コーヒー・緑茶・紅茶・ウーロン茶・コーラ・栄養ドリンク・ほうじ茶・玄米茶

刺激の多いレシピ・調味料　スパイスの利いた激辛カレー・ワサビ・カラシなどの刺激物

アルコール　どんなにお酒に強くても「グラス2杯まで」

甘いもの　糖質を含むお菓子類・アスパルテームを含むもの

朝食
体を温める

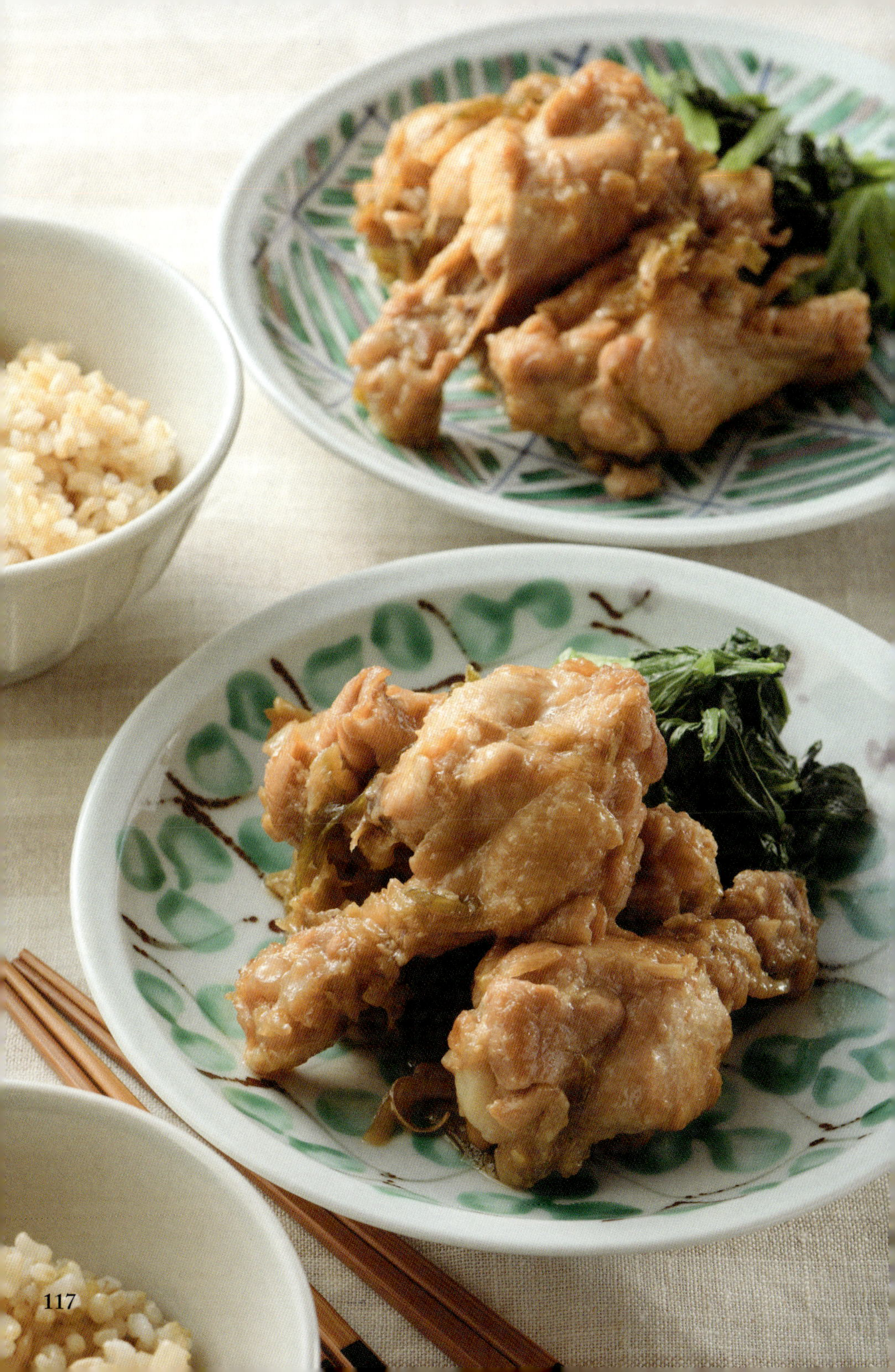

イワシの梅シソチーズ焼き

材料

イワシ(手開きにしたもの)……4尾分
塩……ごく少々
コショウ……ごく少々
梅干し(叩いたもの)……大1個分
シソ……4枚
スライスチーズ……2枚
パン粉……大さじ2
オリーブ油……大さじ2

❶イワシは、尾をキッチンハサミで切り落とす
❷まな板にイワシを広げ、ごく軽く塩、コショウをふる
梅肉を塗り、シソを1枚ずつのせ、ちぎったスライスチーズをのせる
❸頭のほうから巻き、ようじでとめる
❹耐熱皿に並べ、パン粉をふり、オリーブ油をかける。オーブントースターで15～18分、パン粉がこんがりするまで焼く(焦げそうになったら、アルミホイルをかぶせる)

体を温める食材リスト

野菜類　ネギ・タマネギ・生姜・ニンニク・ニラ・シソ・モロヘイヤ・コマツナ・根菜類(ニンジン・ゴボウなど)
肉類　羊肉・鶏肉・豚レバー
魚介類　アジ・イワシ・ブリ・マグロ・サケ・ウナギ・イクラ
乳製品　チーズ・バター・生クリーム
穀類　玄米・ライ麦・もち米
豆類　ソラ豆・インゲン豆・納豆
種実　クルミ・松の実・栗・ギンナン
フルーツ　桃・サクランボ・ザクロ・リンゴ・ナツメ・干し柿
調味料　みそ・自然塩・黒糖・みりん・カラシ・胡椒・トウガラシ・シナモン
飲み物　ココア・紅茶・ウーロン茶・赤ワイン・黒ビール・日本酒・紹興酒
そのほか　ぬか漬け

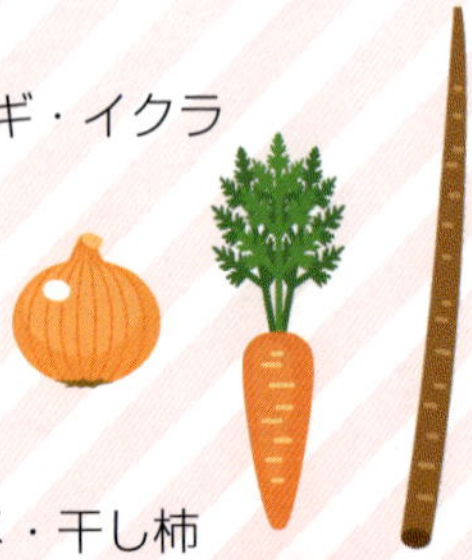

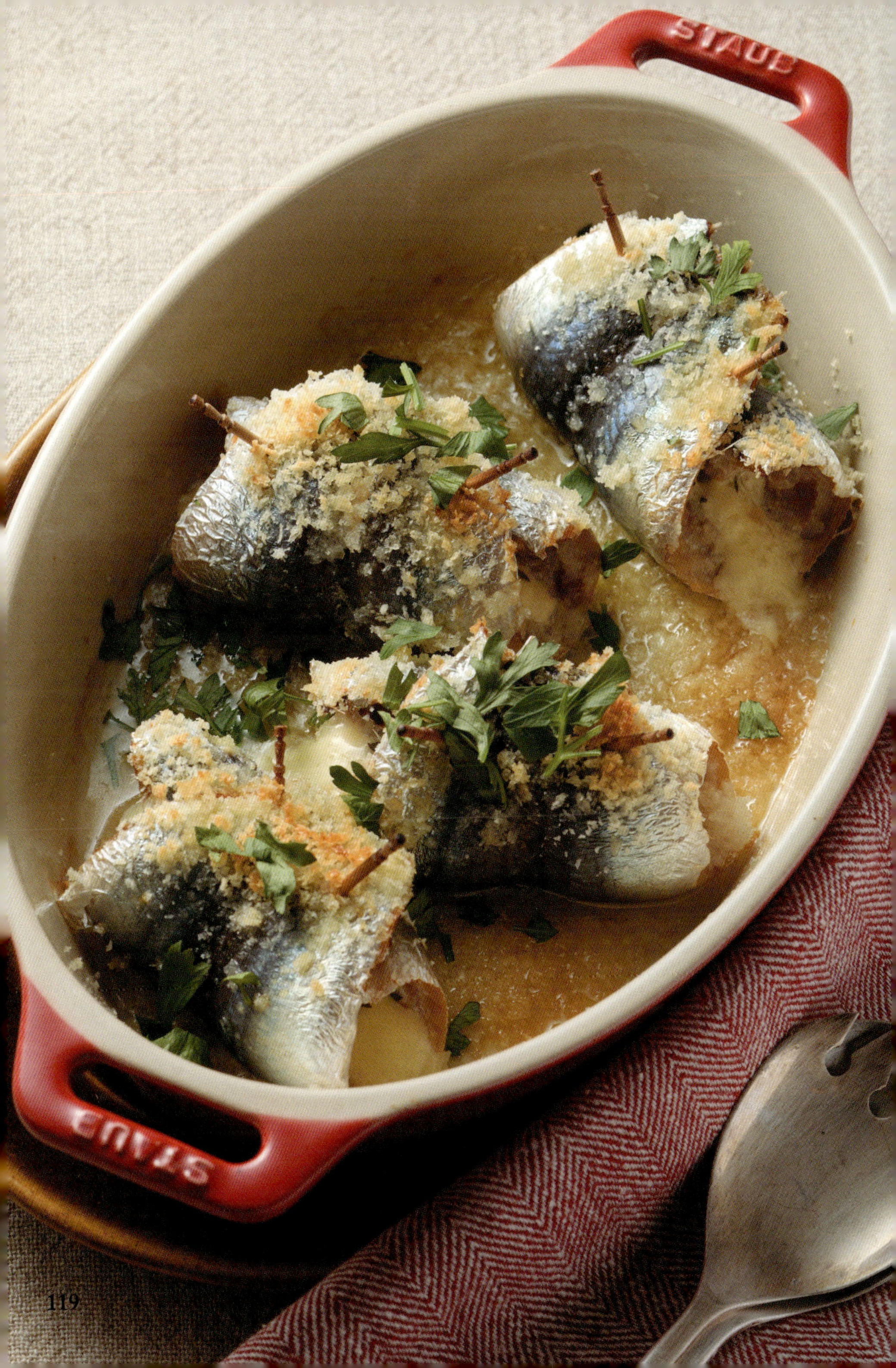
STAUB

けんちんソーメン

材料

ソーメン……150g
鶏もも肉……100g
生姜……1片
ゴボウ……1/3本
ニンジン……1/3本
ネギ……1/2本
シイタケ……2枚
ニラ……5本
ゴマ油……小さじ1
カツオだし汁……600㎖
みそ……大さじ2
しょうゆ……ごく少々
みりん……ごく少々

❶鶏肉は小さなひと口大に切る

❷生姜は千切りにする

ゴボウはささがき、ニンジンは皮をむき7〜8ミリ厚さの半月切りにする

ネギは斜め薄切り、シイタケは薄切りにする

ニラは4センチ長さのざく切りにしておく

❸鍋にゴマ油を熱し、鶏肉、生姜を炒める

ニラ以外の野菜を加えてサッと炒め、だし汁600㎖、みその半量を加え、野菜が柔らかくなるまで煮る

❹残りのみそを加え、しょうゆ、みりんで味を整え、ニラを加えてひと煮する

❺ソーメンを表示どおりにゆで、水にとってぬめりを取り、④に加えて温め、器に盛る

❻リンゴ1/4個を食べやすい大きさに切り、器に盛る

主食の糖質量の目安

白米ごはん　茶わん1杯分（150g）　糖質量 53.4g
食パン　6枚切り（70g）　糖質量 29.5g
うどん（ゆで）1食分1玉（170g）　糖質量 34.5g
ソバ（ゆで）1食分1玉（170g）　糖質量 39.3g
中華麺（蒸し）1食分1玉（170g）　糖質量 44.9g

昼食
体を温める糖質を80〜100gとる

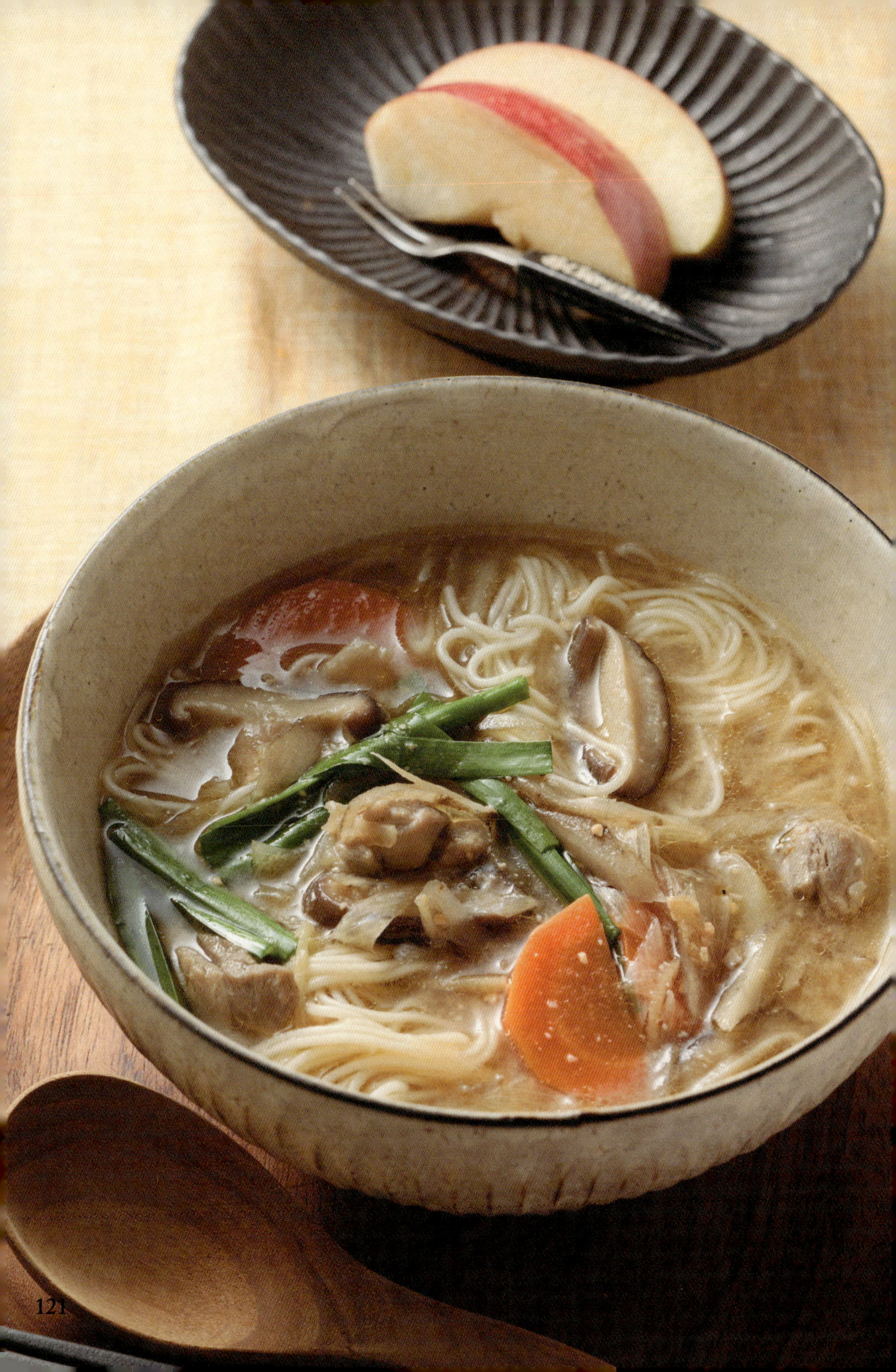

キノコの炊き込みごはん

米……2合
酒……大さじ1
油揚げ……1枚
ゴボウ……1/3本
ニンジン……1/2本
キノコ……150g
Ⓐ 塩……小さじ1／2
Ⓐ しょうゆ…大さじ1強
Ⓐ みりん……小さじ1

❶米は洗ってザルにあげ、30分ほど置いておく

❷油揚げは横半分に切り、小口切りにする。ゴボウはささがきにする（水につけない）。ニンジンは皮をむき、7～8ミリ幅のイチョウ切りにする。
キノコは石づきを取り、バラバラにほぐす

❸炊飯器に米を入れ水加減をする。水大さじ1を取り除き、酒大さじ1を加える

❹ボウルに②を入れ、Ⓐの調味料を加え全体に混ぜる

❺③の米に④の具を汁ごとふんわりとのせ炊飯する。炊きあがったらよく混ぜる

鶏肉とプルーンの煮込み

鶏もも肉……1枚
塩……小さじ1/2弱
コショウ……少々
薄力粉……大さじ1
サラダ油……小さじ1
タマネギ……1/2個
ドライプルーン…6個
Ⓐ 酒……大さじ1
Ⓐ 塩……小さじ1／2
Ⓐ パセリ粗みじん切り…少々

❶鶏もも肉に塩、コショウをして薄力粉をまぶす。タマネギは薄切りにする

❷フライパンにサラダ油を熱し、皮目をゆっくりとキツネ色になるまで焼く

❸鶏肉を裏返して端に寄せ、タマネギを炒める

❹タマネギがしんなりしたらプルーン、Ⓐ、水150㎖を加え、ふたをして20分煮る

❺ふたを開け、煮汁がトロリとするまで煮詰める。器に盛り、パセリを散らす

ブロッコリーのタマネギポン酢

ブロッコリー…4房
ミニトマト…6個
タマネギ…1/6個
ポン酢…小さじ1と1/2
オリーブ油…小さじ1

❶タマネギはみじん切りにして水にさらし水気をしぼる。ミニトマトは半分に切る

❷ブロッコリーはひと房を半分に切り、好みの固さに塩ゆでする

❸ボウルに全ての材料を入れよく混ぜる

すまし汁

大根…2㎝
ワカメ(乾燥)…小さじ2
ホウレンソウ…2株
だし汁(カツオ)…300㎖
塩……小さじ1／4
しょうゆ…ごく少々

❶大根は皮をむき、イチョウ切りにする。ワカメは戻しておく。ホウレンソウはサッとゆで、2㎝長さに切る

❷だし汁に大根を入れ、柔らかくなるまで煮る。ホウレンソウ、ワカメを加えて塩、しょうゆごく少々で味を整える

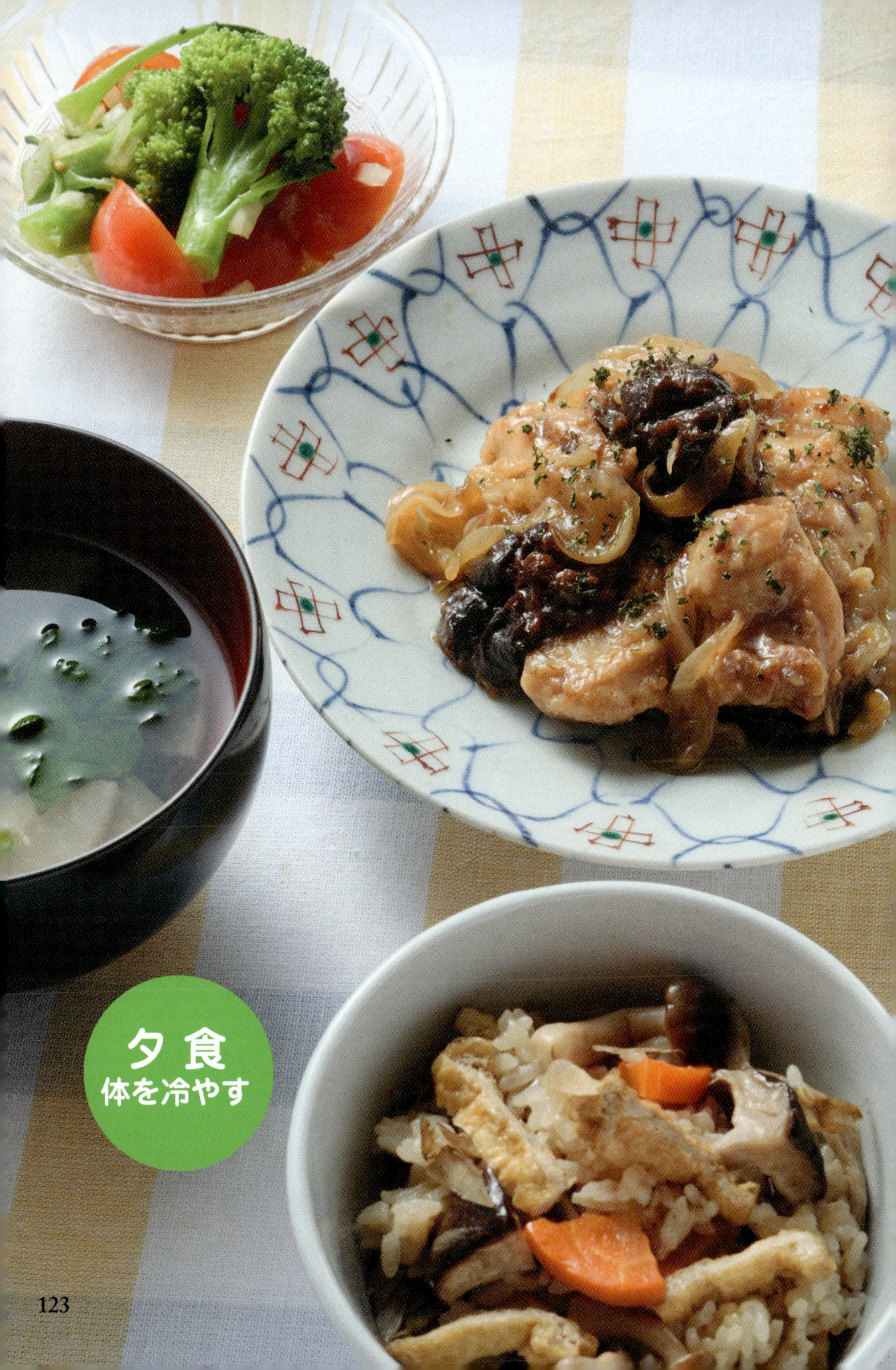
夕食
体を冷やす

魚のトマトソテー

材料

カジキマグロ（切り身）……2枚
塩……少々
コショウ……少々
オリーブ油……小さじ2
ニンニクスライス……1片分
ミニトマト……5個
アスパラガス……4本
白ワイン（または酒）……大さじ3

❶カジキマグロに塩、コショウをしておく

ミニトマトは半分に切る

アスパラガスは根元の固い皮をピーラーでむき、半分に切る

❷フライパンにオリーブ油を熱し、ニンニク、カジキマグロを入れ、両面をこんがりと焼く

①のミニトマト、アスパラガスを加え、白ワインを全体にふりかける

❸ときどき煮汁をカジキマグロにかけながら、汁気がトロリとするまで煮る

煮汁の味をみて、塩、コショウで味を整える

体を温めない・冷やさない食材リスト

野菜類　トウモロコシ・カブ・シュンギク・ジャガイモ・サツマイモ・シイタケ・ナガイモ・ブロッコリー

肉類　豚肉・牛肉・卵

魚介類　イカ・タイ・ヒラメ・タラ・サンマ

穀類　うるち米

豆類　大豆・小豆・豆乳

種実　ゴマ・ピーナッツ

フルーツ　ブドウ・レモン・イチジク・梅・スモモ

そのほか　ハチミツ

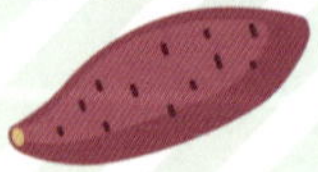

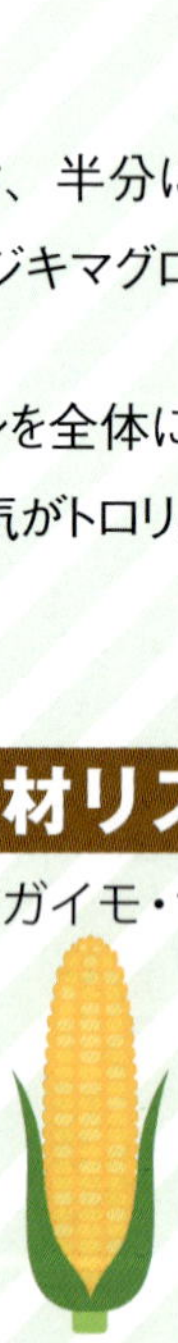

夕食
体を冷やす

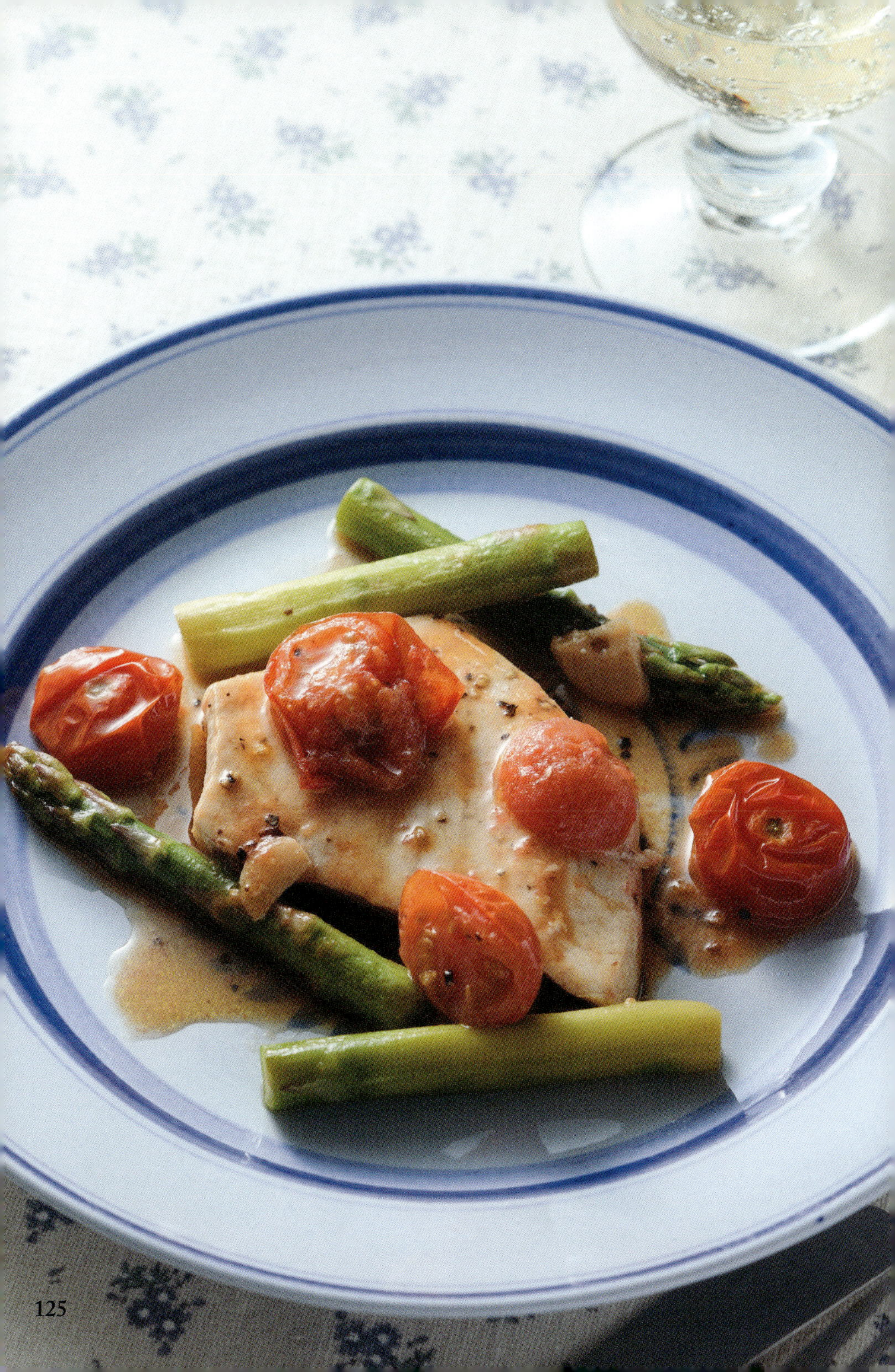

ギリシャ風サラダ

材料

トマト……小1個
キュウリ……1本
ピーマン……1個
タマネギ(あれば紫)……1／6個
レタス……1/4個
モッツアレラチーズ(ミニ)……8個
ブラックオリーブ……8個
ドレッシング
塩……小さじ1/2
コショウ……少々
好みの酢……大さじ1
オリーブ油……大さじ3

❶トマトは乱切り、キュウリはところどころ皮をむき2㎝厚さの輪切りにする
ピーマンは種を除いて薄切り、紫タマネギは薄切りにする
レタスは食べやすくちぎっておく
❷ドレッシングの材料をよく混ぜておく
❸器に①の野菜を盛り、モッツレラチーズとオリーブを散らし、②のドレッシングをかける

体を冷やす食材リスト

野菜類 トマト・キュウリ・ナス・レタス・セロリ・ホウレンソウなどの葉物野菜・大根・トウガン・タケノコ・キャベツ・白菜
肉類 馬肉
魚介類 エビ・カニ・ホタテ・タコ・牡蠣・アサリ・ハマグリ・シジミ・ハモ・海藻類
乳製品 牛乳・バター・生クリーム・ヨーグルト・アイスクリーム
穀類 小麦粉・ソバ
豆類 枝豆・黒豆・豆腐
フルーツ スイカ・バナナ・ミカン・梨・メロン・マンゴー・柿
調味料 白砂糖・酢・マヨネーズ・カレー粉
飲み物 緑茶・コーヒー・牛乳・豆乳・白ワイン・ビール

夕食
体を冷やす

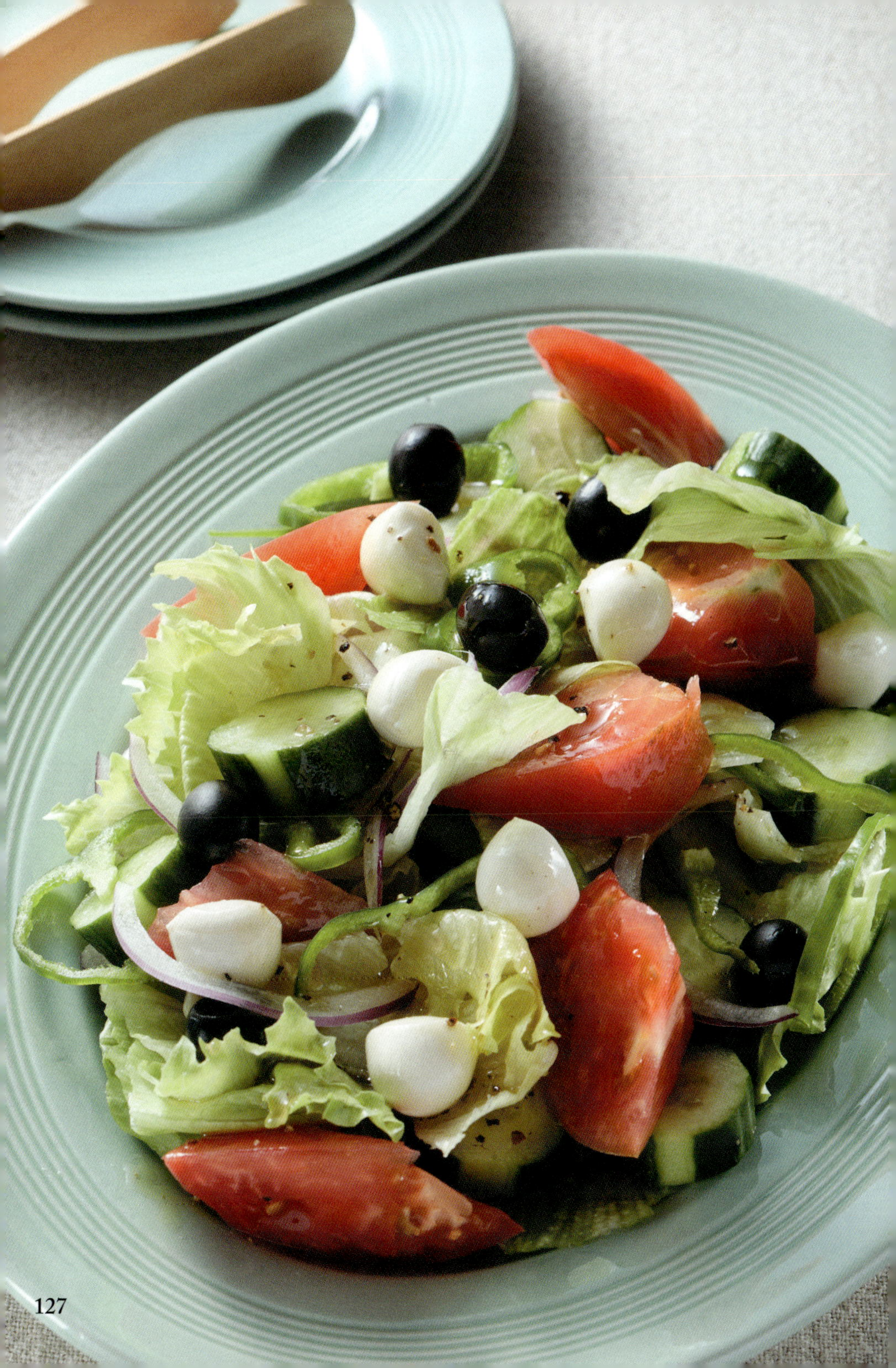

おやつ
ハチミツレモン水を飲む

ハチミツレモン水

材料（作りやすい分量）

レモン汁……1個分
ハチミツ……大さじ3〜4
ミネラルウォーター……1ℓ

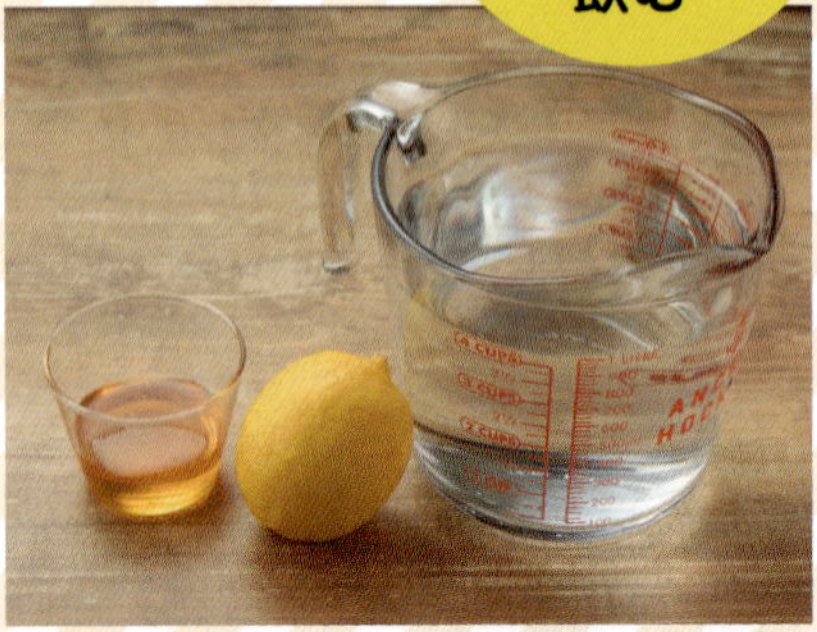

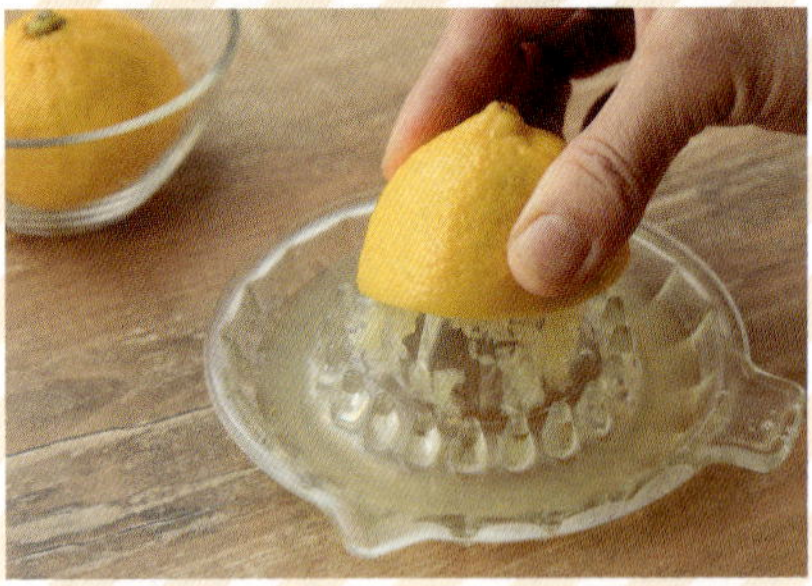

❶レモンは半分に切り、スクイーザーで果汁をしぼる

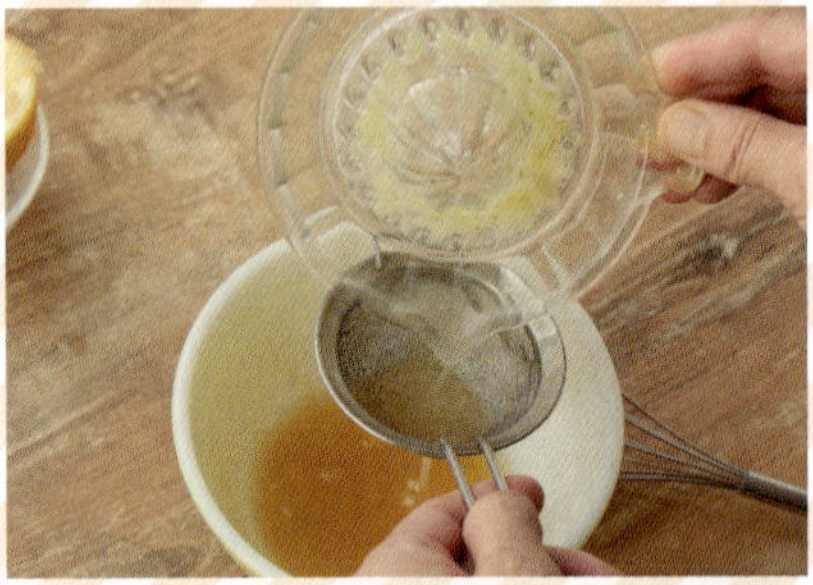

❷小さなボウルにハチミツを入れ、①のレモン果汁を茶こしでこしながら加え、よく混ぜる

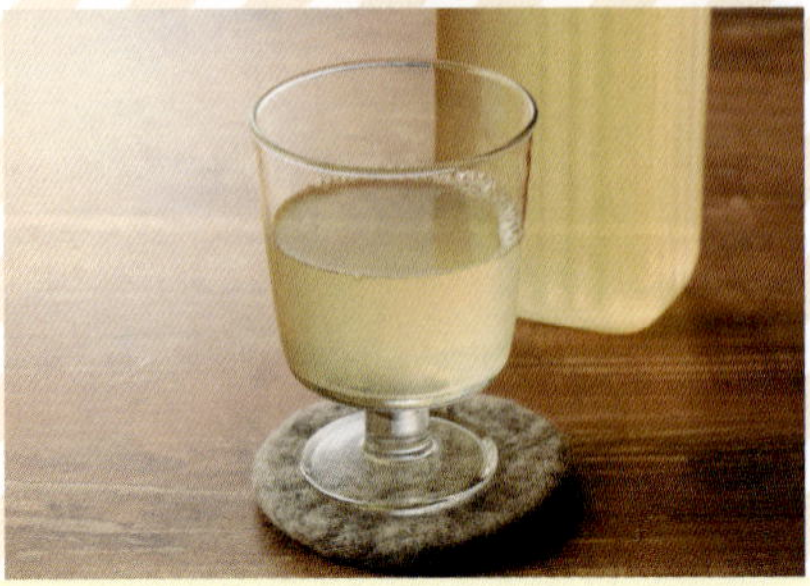

❸分量の水の一部を②に加えて伸ばし、ポットに入れ、残りの水を加えて出来上がり

第四章

耳鳴りの最新治療

耳鳴りの原因疾患にはどんなものがあるか

第四章では、耳鳴りの治療について解説します。

耳鳴りがどのようなかたちで治療が進められるか、それを知っておくことも、教育的カウンセリングの一環として役立つはずだからです。

ここでは耳鳴りに対して、いまのところセルフケアのみで対応しているかたにも、これから耳鼻咽喉科にかかろうかと考えているかたにも、現在、通院治療を行っているかたにとっても、理解しておいていただくと役立つ情報を提供したいと考えています。

まず第一に、耳鳴りがどんな原因によって起こるものなのか、その概略を把握しておきましょう。

耳鼻咽喉科では、それを突き止めることが治療の最初のステップとなります。

耳鳴りを引き起こす原因疾患のうち、主な疾患を取り上げます。

●加齢性難聴

加齢によって、音を電気信号に変える内耳の有毛細胞が減少していくために、生じるといわれています。

一般的には、高い音から聞こえが悪くなります。この高い音は体温計の音のような電子音（四～八kHz）なので、難聴が始まった初期にはあまり聞こえにくさを自覚することはありません。

しかし、徐々に会話や日常生活で使う音の高さ（一kHz前後）の聞こえも悪くなるので、難聴を自覚することが増えていきます。高音から聞こえなくなるため、**「キーン」**や**「ピー」といった高音の耳鳴り**が起こります。

●中耳炎

中耳炎は、中耳に細菌やウイルスが入って急性の炎症が起こり、膿がたまる病気です。**滲出性中耳炎**は、鼓膜の奥に水がたまり、聞こえが悪くなる病気です。

中耳炎を治療せずにいると、感染をくり返すようになり、炎症が慢性化して鼓膜に孔があく**慢性中耳炎**に移行し、聞こえづらくなって、**低い音**の耳鳴りが起こる原因となります。

●耳管開放症・耳管狭窄症

耳と鼻をつないでいる耳管の弁の開閉がスムーズにできなくなると、それが耳鳴りの原因になることがあります。約八割の人は、耳管の働きが落ちているといわれています。

耳管開放症とは、この耳管の弁が開いたままになってしまう病気です。すると、鼓膜が過敏に振動するようになり、**「ゴーン」「ブーン」などという低音の耳鳴り**が聞こえるようになります。その際、低い音が聞こえにくくなる難聴や、耳が塞がったように感じる耳閉塞感などを伴うこともあります。

耳管狭窄症とは、耳と鼻をつないでいる耳管が狭くなったり塞がったりする病気です。耳管開放症や耳管狭窄症では、**低い音の耳鳴り**が起こります。慢性化すると、自律神経の乱れに関係するといわれています。そのため、この本でご紹介する自律神経の調節法を行うと、効果の現れることが期待できます。

●メニエール病

回転性のめまいが一〇分間～数時間続きます。何度もくり返すことが特徴です。

多くの人は片側の難聴、耳鳴り、耳閉感（耳がつまった感じ）を伴います。

難聴は低音から聞きづらくなります。

内リンパ水腫と呼ばれる状態（内耳のリンパ液の増えすぎること）が原因といわれていますが、原因は解明されていません。

「ブーン」「ザー」というような低い音の耳鳴りが起こることがあります。

●突発性難聴

突然、片方の耳だけ音が聞こえなくなる疾患です。

原因ははっきりわかっていませんが、ウイルスや炎症、血管障害などで、蝸牛の有毛細胞が何らかの障害を受けて壊されることで起こると考えられています。

難聴のほかに、めまいや耳鳴りの症状も伴います。朝、起きてみたら、**「キーン」という大きな音の耳鳴りがして、耳が聞こえなくなった**というパターンがよく見られます。

なぜ片耳だけ聞こえなくなるのかはわかっていませんが、ストレスと関連しているとされています。

治療が遅れると、聴力が回復しにくくなるので、異常を感じたら早期に（発症後一〜二週間以内）治療を始めることが大事です。

●低音障害型感音難聴

片耳だけ、低音が聞こえづらくなる難聴です。「ゴーッ」**というような低音の耳鳴りが**生じます。

多くの場合、メニエール病のようにめまいを伴うことがありません。突発性難聴よりも症状が軽く、比較的聴力が回復しやすい傾向がありますが、反復することもあります。

●音響外傷

コンサートやクラブなどで大音量を聞いたり、ヘッドホンで長時間大きな音を聞いていたりすることで、両耳の聞こえが悪くなります。多くの場合、**高音の耳鳴り**も起こってきます。

軽症であれば、一時的な耳鳴りや難聴ですみますが、継続して聞こえが悪くなってきていたり、耳が痛かったりする場合、早めの治療が必要になります。

悪化すると、治りにくくなるので、まずは予防が肝心です。

●耳垢塞栓

耳垢がたまり、聞こえが悪くなる疾患です。「**ガサガサ**」「**ゴソゴソ**」といった耳鳴りがします。耳垢を取り除けば、症状は改善します。

●聴神経腫瘍

内耳神経には聴（蝸牛）神経、前庭神経、顔面神経があります。そのうち、主に前庭神経や聴神経にできる主要です。聴神経は、脳（脳幹）と耳をつなぐ内耳神経の一つで、その神経を包む細胞に発生する腫瘍です。ほとんどが良性のものです。

ふらっとするようなめまいや、片耳だけの高音の耳鳴りが起こります。難聴も徐々に生じます。疑われる場合、ＭＲＩ検査などで調べる必要があります。

★耳鳴りがどんな原因によって起こっているかを突き止めることが治療の第一歩
★原因によって音の高さは変わる

自覚的耳鳴りと他覚的耳鳴りとは？

ここで、自覚的耳鳴りと他覚的耳鳴りの違いについて解説しておきましょう。

患者さん本人だけに聞こえている耳鳴りが、自覚的耳鳴りです。

内耳などに何らかの障害や異常が起こっており、それが原因で耳鳴りが発生しています。

耳鳴りのほとんどは自覚的耳鳴りです。

自覚的耳鳴りは本人にしか聞こえませんから、第三者が耳鳴りの状態を正確に知ることは難しいという面があります。

耳鼻咽喉科などを受診し、問診のときに、自分の耳鳴りの状態をしっかり担当医に伝える必要があります。

一方、**体の中に音源があって、第三者にも聞こえる耳鳴りが他覚的耳鳴り**です。

耳周辺の筋肉のけいれんや、血液が流れる音などが聞こえてくることがあります。

筋肉のけいれんが原因の場合、音が止まったり聞こえたりをくり返します。血液の流れが原因の場合は、持続的に聞こえるという特徴があります。

聴診器を利用すると、医師もその音を聞くことができます。

★自覚的耳鳴りと他覚的耳鳴りの違いは、その音を第三者が聞けるかどうか
★大半は自覚的耳鳴り。医師には自分の耳鳴りの情報をしっかり伝えよう

耳鳴りの診断の際に医師に伝えること

耳鳴りの診断の際に行われる検査などをまとめておきましょう。

まず、基本となるのが問診です。耳鳴りがいつから、どのような場面で起こるようになったか、その頻度などを確認します。

前項でふれたとおり、自覚的耳鳴りは患者さん本人にしか聞くことができないため、**できるだけ正確で、詳しい情報を担当医に伝えましょう。**

受診の際（とくに初診で）、いま悩まされている耳鳴りや難聴の状況のメモを前もって作っておくと、うまく担当医に話すことができるでしょう。
耳鳴りのメモのポイントは、次のようなものです。

耳鳴りメモのポイント

・耳鳴りで生活の何が障害されているか
・耳鳴りはいつごろから始まったか
・耳鳴りは一時的か、ずっと続いているか
・耳鳴りがしているのはどちらの耳か。あるいは両側か
・耳鳴りの音は高い音か、低い音か。どんな音がなっているか
・耳鳴りで睡眠は妨げられているか
・耳鳴りがとくに気になるのはどんなときか

このほか、耳鳴りとは関係なさそうでも、最近新たに気づいた心身の変化があれば、話しておくことも勧められます。
また、いままでの病歴、もし手術を受けていれば、その情報、内服中や治療中の病気の情報なども伝えておくといいでしょう。

さらに、耳鳴りによって感じているつらさや苦しさも、医師から質問があるでしょう。「話が聞こえない」「仕事に集中できない」「イライラする」など、耳鳴りが起こるようになってから苦しむようになった症状について詳しく話しておきましょう。

また、診断材料の一つとして、**「耳鳴りの日常生活に与える苦痛度に関する質問票（THIテスト）」**が使われます（一四〇ページを参照）。

この質問票には二五項目の質問があり、それぞれの質問に対して、「よくある（4点）」「たまにある（2点）」「ない（0点）」で回答します。

合計点数が高いほど、耳鳴りによる心理的な負担が大きいことになります。

重症度は、

- **0〜16点：軽症**
- **18〜56点：中等症**
- **58〜100点：重症**

の三段階となっています。

耳鳴りの支障度に関する質問票（THIテスト）

		よくある	たまにある	ない
1	耳鳴りのために物事に集中できない	4	2	0
2	耳鳴りの音が大きくて人の話が聞き取れない	4	2	0
3	耳鳴りに対して腹が立つ	4	2	0
4	耳鳴りのために混乱してしまう	4	2	0
5	耳鳴りのために絶望的な気持ちになる	4	2	0
6	耳鳴りについて多くの不満を訴えてしまう	4	2	0
7	夜寝るときに耳鳴りが妨げになる	4	2	0
8	耳鳴りから逃れられないかのように感じる	4	2	0
9	自分の社会活動が耳鳴りにより妨げられている（たとえば、外食をする、映画を観るなどの活動）	4	2	0
10	耳鳴りのために不満を感じる	4	2	0
11	耳鳴りのために自分がひどい病気であると感じる	4	2	0
12	耳鳴りのせいで日々の生活を楽しめない	4	2	0
13	耳鳴りが仕事や家事の妨げになる	4	2	0
14	耳鳴りのためにイライラする	4	2	0
15	耳鳴りが読書の妨げになる	4	2	0
16	耳鳴りのために気が動転する	4	2	0
17	耳鳴りの問題が家族や友人との関係にストレスを及ぼしていると感じる	4	2	0
18	耳鳴りから意識をそらして、耳鳴り以外のことに意識を向けることは難しい	4	2	0
19	自分一人で耳鳴りを管理するのは難しいと感じる	4	2	0
20	耳鳴りのために疲れを感じる	4	2	0
21	耳鳴りのために落ち込んでしまう	4	2	0
22	耳鳴りのために体のことが心配になる	4	2	0
23	耳鳴りとはこれ以上はつきあえないと感じる	4	2	0
24	ストレスがあると耳鳴りがひどくなる	4	2	0
25	耳鳴りのために不安な気持ちになる	4	2	0

合計＝　　　　点

その点数に応じて、原則として、

・0〜16点　↓　教育的カウンセリング・経過観察
・18〜56点　↓　家庭でできる音響療法（難聴があれば補聴器も使用）
・58〜１００点　↓　心療内科や精神科での治療も検討

といった対応を考えていくことになります。

ただ難しいのは、耳鳴りで悩み、耳鼻咽喉科を訪れた人に、心療内科や精神科での受診をお勧めすると、自分は耳鼻咽喉科から見放されたように受け取ってしまうかたが中にはいらっしゃることです。ときには、「耳鳴りで耳鼻科を受診しているのに、なぜ心療内科を紹介するんだ」と怒り出す人もいます。

しかし、第一章でもふれたとおり、耳鳴りと脳内に生じる苦痛や不安の間には密接な関連があります。

心の問題が深刻化しているケースでは、両面からのケアが欠かせないものとなるのです。

耳鳴りによる心理的苦痛が大きいかたの場合、受診の際、同じ病院内に心療内科や精神科が併設されていたり、精神的疾患も見られる専門医が在籍しているクリニックを選ぶといいでしょう。

二つの科が連携して治療を行うことで、より効果的な治療が期待できると考えられます。

★耳鳴りの重症度は、軽症・中等症・重症の三段階
★重症の場合、心療内科や精神科などの受診も検討
★心理的苦痛が大きい症例では、耳鼻咽喉科と心療内科や精神科などが連携して治療に当たれることがベスト

耳鳴りではどんな検査が行われるか

続いて、耳の診察を行います。
耳垢がたまりすぎていないか、鼓膜に炎症や損傷がないかどうかなどを調べます。
行う検査には次のようなものがあります。

●聴力検査

検査機器を使って、聴力を測定します。ヘッドホンを装着し、音が聞こえたら手元のボタンを押して、聞こえない音の大きさ（聴力レベル）や高さ（周波数）を突き止めます。

●耳鳴りの検査

ピッチマッチ検査は、耳鳴りの音の高さを調べる検査です。

低い周波数から高い周波数までの音を聞いていき、患者の耳鳴りに近い音の高さを調べます。加齢性難聴では一般に高い音の、メニエール病では低い音の耳鳴りが起こりやすいとされていますが、実際に、どの音の高さで鳴っているか確認します。

ラウドネスバランス検査は、ピッチマッチ検査で判明した耳鳴りの音の高さの音量を少しずつ大きくしていき、耳鳴りの音の大きさを特定します。

特定された音の大きさは、補聴器の調整など治療に役立てられます。

●画像検査

ＭＲＩやＣＴなどの画像検査が必要な耳鳴りの患者さんは、それほど多くはありません。

ただ、めまいや拍動性耳鳴りなどがあり、脳の障害が疑われるケースでは画像検査が行われることがあります。

こうして診察や検査を通じて、耳鳴りの原因疾患が突き止められたら、その原因に応じた治療を行っていくことになります。

★耳鳴りの検査には、聴力検査、ピッチマッチ検査、ラウドネスバランス検査、画像検査などがある
★脳の障害が疑われる場合は、念のために画像検査を行っておく

原因疾患の治療はどのように行われるか

この問診中のどこかで、適切なタイミングで耳鳴りに関する**教育的カウンセリングが行われている**ことが理想的です。

なぜ耳鳴りが起こるのか。

なぜ耳鳴りが治りにくいのか。

既にお話ししてきたとおり、患者さんがこれらの理由をしっかりと理解し、不安や恐怖感を取り除くことができれば、それだけで耳鳴りがよくなる人もいます。

問診や検査によって、耳鳴りを引き起こしている原因が判明したら、その治療を行います。

原因疾患の治療は、**主に薬物療法**が行われます。

薬は、内耳に問題が生じていると考えられる場合、内耳の血管を広げたり、血流改善を促す薬や、傷ついた神経を修復するためのビタミン剤（ビタミンB_{12}）などが使わることが多くあります。ステロイド薬が用いられることもあるでしょう。

ケースによっては手術も行われます。

●メニエール病

内耳の中に増えすぎたリンパ液の排出を促して、むくみを抑えるために、**利尿薬**を服用します。

また、炎症を抑えるために**ステロイド薬**を服用することもあります。

●突発性難聴

ステロイド薬を使います。軽症の場合、飲み薬のみを使用しますが、重症になると、入院し、点滴治療になることもあります。

●低音障害型難聴

ステロイド薬や、ビタミンB_{12}などの飲み薬を処方して治療します。

●中耳炎

急性の場合、**抗菌薬の投与**、もしくは**鼓膜切開**が行われることがあります。

滲出性中耳炎の場合、**風邪や副鼻腔炎の治療や、耳管通気**という治療を行うことがあります。

慢性中耳炎では、ほとんどの場合、**手術**が行われます。

●音響外傷

急性の場合、**ステロイド薬**が有効な場合もあります。

しかし、発症から時間がたって、難聴が固定してしまった場合は治療が困難になるので、できる限り予防に努めることが原則です。

●耳垢塞栓

自分で耳垢を取り除こうとすると、耳垢をさらに内側に押し込んでしまうリスクがあります。また、硬い耳かきを奥まで入れると、ケガにもつながりかねず危険です。

耳鼻咽喉科を受診し、医師に取ってもらうことをお勧めします。

●聴神経腫瘍

ほとんどが良性腫瘍で、定期的にＭＲＩで腫瘍を確認しながら**経過観察**をしていきます。

経過観察の間に、症状の進行が急速になったり、腫瘍の増大が顕著になってきたりしたと確認された場合、**放射線治療か手術**が検討されます。

最後に、**最も患者さんが多い加齢性難聴**にふれておきましょう。

加齢性難聴の場合、問題なのは、その**難聴は治せない**ことです。

加齢性難聴は、音を電気信号に変えている内耳の**有毛細胞が、老化によって変性し脱落して起こります。こうして壊れてしまった有毛細胞は、再生できない**のです。

こうした事情から、難聴自体を治すことが不可能であるため、**加齢による難聴から生じてくる耳鳴りを、根本的に治す治療はない**ことになります。

難聴が重症の場合、補聴器を使う、もしくは、手術して人工内耳にするといった対策があります。

また、ほかの耳鳴りの原因疾患においても、すんなり治療できるものばかりではありません。原因疾患がなかなか改善できず、したがって、その難聴から起こる耳鳴りも改善できないケースがあります。

では、こうした場合、どうしたらよいでしょうか。

★それぞれの原因疾患の治療は薬物療法を中心に行われる
★加齢性難聴から起こる耳鳴りを治す根本治療はない

加齢性難聴から起こる耳鳴りの治療方針とは？

多くのかたが悩まされる加齢性難聴。

年とともに難聴に悩む人が増えていくために、難聴が原因で起こる耳鳴りに悩む人も増えていきます。

六五歳以上になると、三〇％以上のかたに耳鳴りがあると報告されています。

加齢性難聴から起こってくる耳鳴りの治療としては、二つの対策が考えられます。

●加齢性難聴から起こる耳鳴り対策

- 音響療法
- 補聴器

それぞれについて解説しましょう。

音響療法の例

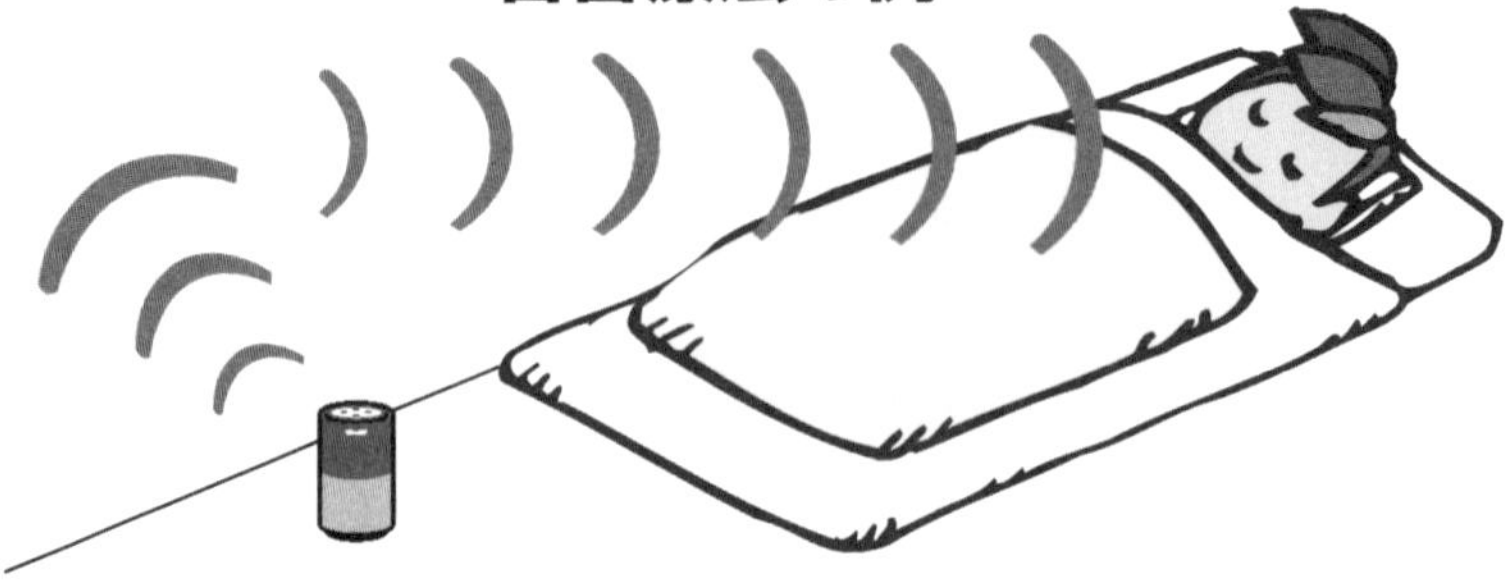

環境音	スピーカー
耳鳴りを苦痛に感じない程度の音量	壁に向けて足元に置き、部屋全体に音が広がるようにする

まず音響療法について。

静かな環境下では、耳鳴りの音は、どうしても際立って聞こえてしまいます。

そこで、**ふだんの生活空間にあらかじめ音を流しておき、しんとした状況を作らないような環境作りをする**ことが、音響療法の基本的な考え方になります。

音の種類は、テレビやラジオでもかまいませんが、なるべくリラックスできる音がいいでしょう。**好きな音楽のCDや、川のせせらぎや波の音などの環境音や、ラジオのザーッという音**などがお勧めです。

ポイントは、その**環境音を大きくしすぎない**ことです。

ほかに音を流すことで、耳鳴りがほかの音にまぎれて目立たなくなり、あまり気にならなくなることを目指します。

不眠がある場合は、眠るときも、同じ要領で小さい音量で音を流し続けるといいでしょう。ポイントは、**音源を足元から壁に向けて置き、部屋全体に音が広がるようにすることです。**

ただし、音を聞く際にヘッドホンやイヤホンなどの長時間の使用はお勧めできません。耳に負担がかかり、難聴を進行させて耳鳴りを悪化させるおそれがあるからです。

★加齢性難聴による耳鳴り対策は、音響療法と補聴器の二つ
★音響療法は、耳鳴りが際立つ静かな環境をできるだけ作らないような環境づくりを目指し、耳鳴りを環境音でまぎらわせる方法

補聴器を使えば耳鳴りを改善できる可能性大

補聴器は適正に調整されて使われた場合、耳鳴りを改善させる可能性があります。

補聴器を使うことで、いままで聞こえにくかった音が耳に入るようになります。

これまでは、たとえば加齢によって高音が聞こえにくくなると、脳は、その聞こえなくなった高音を聞こうとして興奮し、その結果、「キーン」というような高音の耳鳴りが生じていました。そうした状況で、補聴器で高音が脳に入るようにすると、**これまで聞こえなかった高音部が脳に届くようになるため、脳の興奮が治まり、耳鳴りがよくなっていく**とされています。

補聴器を購入する際には、**補聴器相談医の認定を受けている耳鼻咽喉科専門医を受診し、認定補聴器技能者のいる専門店で相談する**ことをお勧めします。

補聴器は、装着した際の不快感などから装用を中止してしまう人が少なくありません。補聴器自体に慣れるのにも時間がかかるものだとお考えください。補聴器の開始時は、音をやや小さめに設定し、**一日に少なくとも一〇時間は装着**して慣れていきましょう。

一～二週間に一度、受診して補聴器を調整してもらいましょう。

きちんと調整がうまくいき、補聴器に慣れていくことができたなら、先ほど説明したとおり、**聞こえなかった音が脳に届くことで脳の興奮が治まり、耳鳴りの音が小さくなったり、気にならなくなったり、完全に聞こえなくなる可能性もある**のです。

補聴器は現在のところ、健康保険の適用対象外です。ただし、一部の自治体では、軽・中等度の難聴に対し、購入費の助成制度が設けられています。また、高度難聴の場合、身体障害者に認定されると、補聴器購入の一部に補助がなされます。

また、治療に必要な補聴器の購入費用は、平成三〇年度から医療費控除の対象となっています。補聴器相談医が発行する「補聴器適合に関する診療情報提供書」を、販売店に提出して補聴器を購入することで、医療費控除の対象として申請できます。さらに、軽・中等度難聴への助成も始まっていますので、お住まいの市町村へお問い合わせください。

★補聴器は聞こえない音を補って、脳の興奮を鎮め、耳鳴りを改善する
★補聴器には慣れるのに時間が必要で、根気よく装用を続けることが肝心

難聴が原因ではない耳鳴りの人はどうすればいいか

これまでは、難聴が原因で起こる耳鳴りについてお話ししてきましたが、ここで、難聴

音響療法（TRT療法）の原理

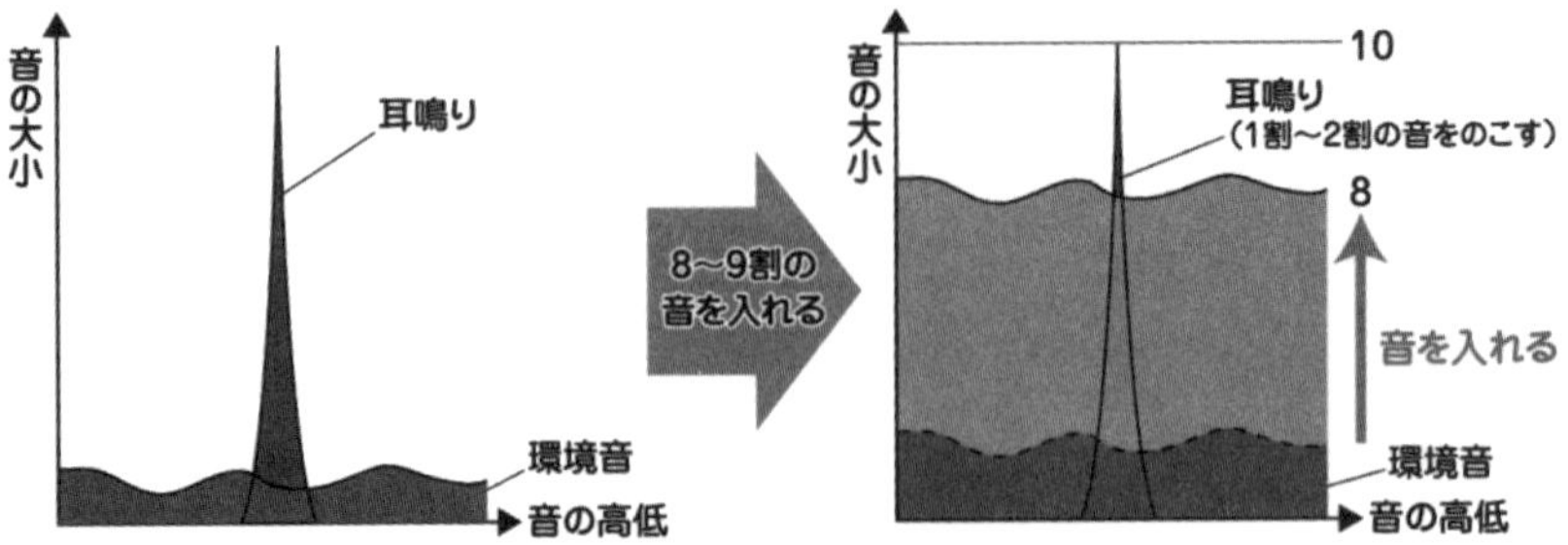

耳鳴りの音が際立っている

８〜９割の音を入れることで、相対的に耳鳴りが小さく感じられる

が原因ではない耳鳴りの対策もふれておきましょう。

難聴が原因でない耳鳴りでお悩みのかたの場合、勧められるのが、TRT療法です。TRTは「Tinnitus Retraining Therapy」の略で、一九九〇年代に米国で考案されました。日本では**「耳鳴り順応療法」**と呼ばれています。

補聴器に似たサウンドジェネレーター装置を使い、耳に優しい快適な雑音をわずかに聞くようにします。

耳鳴りの音を一〇としたら、環境音は八〜九くらいに設定します。すると、耳鳴りの音が相殺されて、一〜二程度の音量になります。

相対的に耳鳴りの音を小さく感じさせることを日常的に続けていき、その結果として耳鳴りに慣れ、「耳鳴りがしていても、あまり気にならない」状態を作り出すことが目的です。

https://www.ota-jibika.jp/ear/tinnitus/ より改変

ただし、治療効果が現れるまでは、一～二年ほどかかるとされ、根気よく続けていくことが大切です。最近は、難聴がある場合、補聴器にこのＴＲＴ機能を付加したタイプのものも選べます。

なお、この耳鳴り順応療法の基本的なやり方は、家庭で行う音響療法にも応用できます。つまり、難聴が原因の耳鳴りに悩んでいるかたも、家庭で環境音などを流すとき、耳鳴りが聞こえなくならない程度の、耳鳴りの音よりやや小さい音で流せばよいわけです。

★難聴が原因でない耳鳴りに悩む人には、ＴＲＴ療法が勧められる
★耳鳴りよりやや小さい音で環境音などを流し、相対的に耳鳴りが気にならない状態を作っていく

それでも眠れない人はどうするか

難聴が原因で耳鳴りが出ている人も、難聴という原因なしで耳鳴りに悩んでいる人も、

音響療法やＴＲＴ療法を試しながら、ぜひ本書で紹介される「耳鳴りをよくする食事」や生活改善を実践してください。

これによって、自律神経の乱れが解消すれば、耳鳴りの症状もしだいに落ち着いていくと考えられます。

自律神経が整えば、音響療法の効果も得られやすいはずだからです。眠れなかった人もだんだんよく眠れるようになっていくでしょう。

しかし、なかにはそれでも眠れない人もいらっしゃるかもしれません。その場合、食事や生活の改善を引き続き行ってもらいながら、睡眠薬の使用も検討します。

睡眠薬による治療は、耳鳴りと不眠の悪循環を断ち、耳鳴りの重症化、難治化を抑えるために欠かせない治療ともなります。

実際、睡眠薬を適切に使ってよく眠れるようになると、それだけで耳鳴りが治まってくる人もいます。

なかには、睡眠薬というと、耐性や依存性を気にするかたがいます。むろん、漫然と長期間飲み続けるのはいけません。必要な期間服用して、症状が軽くなったら、徐々に服用量を減らしていくのが原則です。

ただし、自己判断では薬をやめないでください。そうすると、離脱症状が出てしまうこともあるので、薬の減量は必ず医師の指導の下で行うようにしましょう。

また、眠れない患者さんの中には、不安やうつ状態を訴える人もいらっしゃるかもしれません。もしも、耳鳴りに対する不安やうつが強いようであれば（ＴＨＩテストの結果などを参考にして）、心療内科や精神科との連携も考えていく必要があります。

★いろいろ試してもそれでも眠れない人には、睡眠薬の服用が勧められる
★自己判断で薬はやめない。必ず医師の指導のもとで減薬・断薬する

鼓室内注入療法とは？

この章の最後に、「**鼓室内注入療法**」についてふれておきましょう。

川越耳科学クリニックには、多くのクリニックや大学病院などをドクターショッピング

鼓室内注入療法のやり方

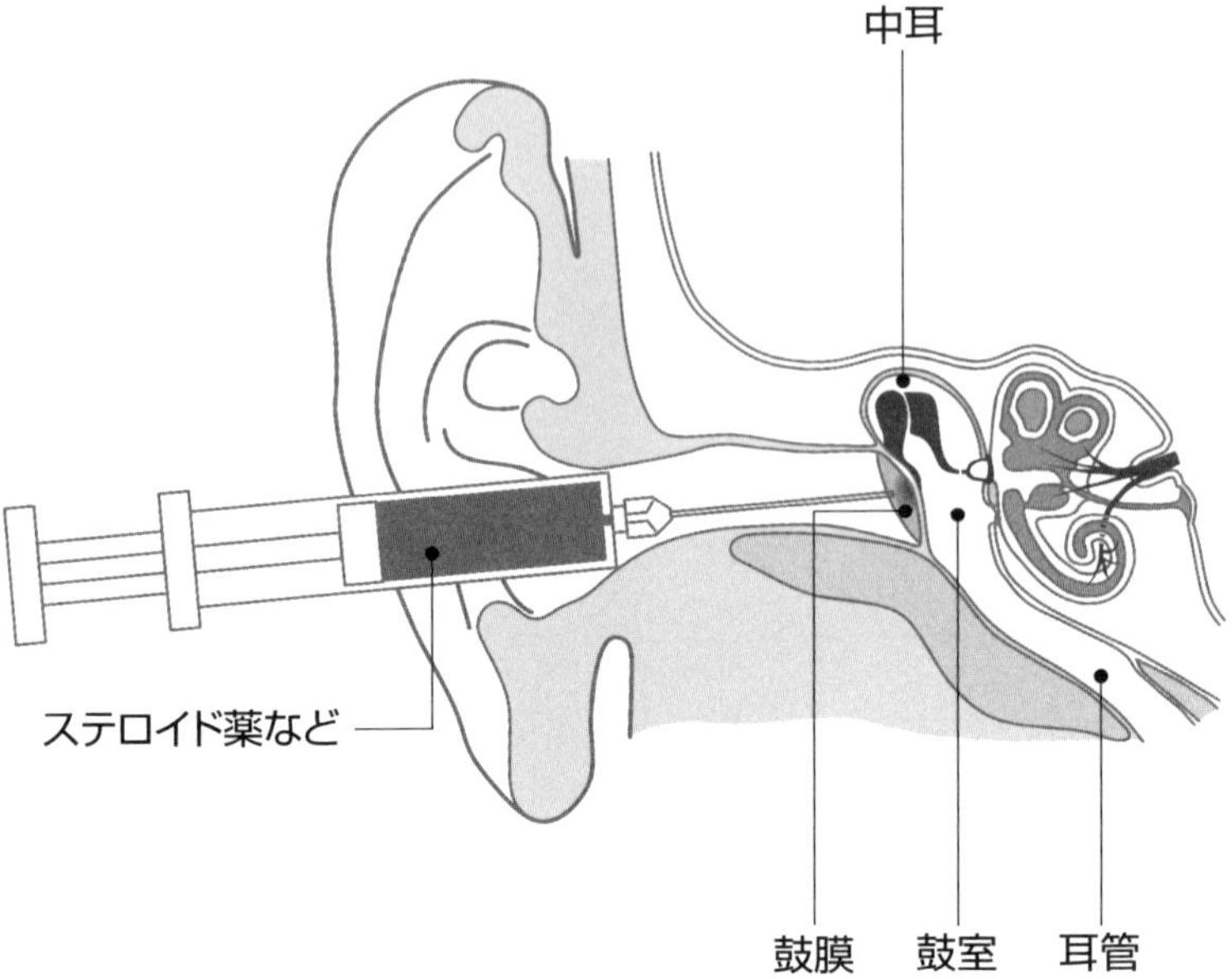

鼓膜に針を貫通させ、鼓室に薬液をゆっくり流し込みます。顕微鏡下であおむけに寝た状態で行います。その後、そのままで 15 分間、寝た状態でいてもらいます。

して治療を受けてきても、どうしても治らなかった難治の耳鳴りの患者さんが遠方よりたくさん訪れます。

鼓室内注入療法とは、薬液を中耳に流し込み、隣接する内耳の症状を改善していく治療法です。川越耳科学クリニックでは主に突発性難聴を対象に、積極的に行っています。突発性難聴の後遺症としての耳鳴りや、メニエール病に伴う耳鳴りなどにも有効なこともあります。

しかし、この治療法はまだ保険適用になっていないため、実施しているかや、対象となるかは各医療機関にお問い合わせください。

さまざまな治療法を試してもよくならなかった耳鳴りの患者さんに、この治療法を試し続け、一部の患者さんに効果をあげてきました。

この治療法のメリットは、直接薬剤を患部に届けられる点です。

とくに**内耳の治療をするうえで、ターゲットとなる箇所に確実に薬剤が届くというところに大きな長所**があります（右ページの図を参照）

難治性の耳鳴りでは、内耳において、加齢などの何らかの原因によって血流障害、及び、血流障害を起因とする内耳の有毛細胞の異常興奮が生じていると考えられます。

鼓室内注入療法で使われる薬剤は、血流改善を促すもの。それに加えて、内耳の異常興奮を鎮める作用のある薬剤が入っています。

具体的にいえば、**第一選択の薬は、ステロイド（副腎皮質ホルモン）薬**です。

ステロイドと聞くと、副作用を心配されるかたがいらっしゃるかもしれません。

確かに長期使用すれば、免疫を抑制してしまうという副作用があり、その使用には慎重でなければなりません。

しかし、この鼓室注入療法においては、副作用の問題は心配いらないと考えられます。

それは、ステロイドの使い方が外用であるからです。

鼓室内注入療法では、注射器を使って患部にステロイドを直接届ける、つまり、患部に外用するだけであるため、その作用が全身に及ぶということは考えにくいのです。しかも、薬液は患部に直接浸透しますから、使用する薬剤の量も少量ですみます。

また、**施術の頻度も、「一週間に一回」を四回行うのが一クール**となります。毎日使うわけでもありませんし、使用頻度は低いので、ステロイド薬による副作用の心配はほとんどないと考えてよいでしょう。

ただし、施術後にめまいが生じることがあり、これが唯一の副作用といってもいいでしょう。しかし、このめまいは一時的なもので、待合室でしばらく安静にすれば治まっていきます。まれに、鼓膜に穿孔が残るケースがあります。ほかに一時的に耳鳴りが強まることがあります。多くは、それも一日で治まり、その後弱まっていきます。

★鼓室内注入療法は突発性難聴に対する治療
★ステロイド薬を患部に直接届けられる点に大きな特徴
★副作用の心配はほとんどない

鼓室内注入療法の効能

鼓室内注入方法で使われるステロイド薬は、多くの場合、炎症を鎮める目的で使われます。

難治性の耳鳴りで問題となるのは、血流障害によって生じる内耳の興奮です。

ステロイド薬には**血流改善の作用**があるという報告があります。この働きで内耳の血流がよくなります。元々患者さんの内耳では血流障害が起こっていると考えられますから、問題だった血流不全が解消され、足りなかった酸素や栄養素が供給されるようになると、内部に生じていた異常興奮が鎮まり、これによって耳鳴りが改善されると考えられます。

「もう年だから、あきらめなさい」といわれた人や、糖尿病や脂質異常症などがある人ほど、鼓室内注入療法がよく効きます。血管の老化や病気の進行による血流不全によって、耳鳴りが生じているケースが多いからです。

その一方、若い人の音響外傷や、子どもさんのムンプス難聴（おたふくかぜのあとに生じることの多い難聴）などでは、残念ながら鼓室内注入療法が効きにくいのは事実です。

こうしたケースでは、内耳に器質的な変性が起こってしまっており、内耳の血流が改善しただけでは元に戻すことができないためです。

こうした健康被害を回避するため、子どもたちの耳の健康に十分配慮してほしいのです。

なお、ステロイド薬による鼓室内注入療法でも十分な効果が得られなかった場合、第二、第三の選択肢も検討することになります。

第二が、ステロイド薬に活性型ビタミンB_{12}を混ぜたものを注入する方法です。第三が、麻酔剤を用いた鼓室内注入療法です。

★鼓室内注入療法では、ステロイド薬による血管新生の作用で患部の血流改善を促す

★ステロイド薬＋活性型ビタミンB_{12}の投与や麻酔剤を用いた鼓室内注入療法が、第二、第三の選択

第五章

耳鳴りをよくする生活の重点ポイント12

耳鳴りをよくする生活の重点ポイント①：毎朝同じ時間に起きる

最終章では、第三の耳鳴りケアとして、日常生活上の重要なポイントを紹介します。

第一章でも詳しくお話ししましたが、**耳鳴りで悩む人は、不眠でも悩んでいます。そして、眠れなければ眠れないほど、耳鳴りに対しても神経質になってしまい、耳鳴りが悪化する傾向があります。**

このため、**耳鳴りの改善のためには、乱れている自律神経を整え、よく眠れるように、生活のうえでいろいろと工夫していく必要**があります。

「耳鳴りをよくする食事」はそのために提案されたものですが、この章では食事以外のポイントについてもお話ししていきましょう。

自律神経を整えるうえで欠かせないのが、規則正しい生活をして脳内時計を正しく進ませることです。

まず第一に、みなさんにぜひ心がけてほしいのが、**毎朝同じ時間に起きること**です。

多少、前夜の就床時間が遅くなっても、起きる時間はできるだけ一定にするよう心がけましょう。

朝、日が覚めたらカーテンを開け、**太陽の光を浴びて脳内時計をリセット**します。

朝の光に含まれる青色のスペクトル成分に、脳内時計の針を進める働きがあります。この作用によって、放置しておけば、しだいズレていってしまう脳内時計を、二四時間周期に合わせることが可能になります。

また、起き抜けの一杯の白湯と朝食も、第二章でお話ししたとおり、脳内時計のリセットと自律神経の調整に役立ちます。

さらに、朝の明るい光を浴びる（目の網膜に光が入る）と、**メラトニンというホルモンの分泌が抑制されます。**

メラトニンは、脳の松果体という場所から分泌されるホルモンで、季節のリズムや概日リズム（サーカディアンリズム）の調節作用を有しています。睡眠とも密接な関連があり、**「睡眠ホルモン」**とも呼ばれます。

朝日を浴びて、メラトニンの分泌が抑制されると、シャキッと目覚められます。

日中、メラトニンの分泌量は低く抑えられていますが、その後しだいにふえていき、朝、日光を浴びてから一四～一六時間後に分泌のピークを迎えます。

すると、自然な眠りが訪れるしくみになっています。

こうして自然な眠気が訪れるようになる習慣づけができれば、それが、質のよい睡眠の確保にもつながっていくのです。

★規則正しい生活をして、毎朝、同じ時間に起きるように努めよう
★目覚めたら、朝日と朝食で、体内時計をリセット
★朝日を浴びてから一四～一六時間後にメラトニンの分泌のピークが生じ、自然な眠気が訪れる

耳鳴りをよくする生活の重点ポイント②：ぬるめのお湯にゆっくり入る

健康な人の場合、自律神経は、夜になると交感神経が優位な状態から副交感神経が優位

な状態に移行し、眠りに就く準備が図られることになります。

しかし、自律神経が乱れていると、この自律神経の切り換わりがうまくできなくなっています。

そこで、夜間に副交感神経のスイッチをうまく入れるための、夜のすごしかたがとても大事になります。

具体的には、できるだけリラックスできる時間を持つことが重要です。

リラックスする手段の一つとして活用したいのが、**入浴の時間**です。

入浴に際してまず大事なのは、湯温です。

勧められるのは、**三八～四〇℃程度のぬるめのお湯**です。

それ以上熱いお湯は避けたほうがいいでしょう。熱いお湯が刺激となって、交感神経が優位となってしまうからです。耳鳴りにもよくありません。

ぬるめのお湯にゆったり浸かりましょう。

ぬるめ（体温よりもやや高め）のお湯が、心身をリラックスさせ、副交感神経の働きを優位にしてくれます。

体が温まり、さらに顔がポカポカと温かくなってきた段階が、一つの目安になります。

それまでは、ゆったりとお湯に浸かってください。
ただ、のぼせてしまうほど長時間入ってはいけません。
とくに**高齢者にとっては、〝長湯〟と〝熱いお湯〟は禁物**です。

布団に入る一〜一・五時間ほど前に入浴し、体を十分に温めておくことがベストのタイミングです。

むろん、どんなタイミングで入浴すれば眠りやすいかについては個人差がありますし、仕事のスケジュールや家庭の都合もあるので、いろいろ調整して自分に合った眠りやすい時間帯を探すようにするといいでしょう。

私たちの体温は午後二時頃をピークとして、だんだん下がってきます。

ぬるめのお湯に入ると、体温はいったん一℃ほど上昇しますが、これはあくまで一時的なもの。体温の上下動のリズムがおかしくなることはありません。

入浴後は血管が開き、熱が放散されやすくなるため、結果として体温が下がっていきます。入浴によって体温をいったん上昇させることで、逆に体温を下げやすい体の条件が出来上がります。

赤ちゃんは眠くなると手足が温かくなるとよくいわれます。これも入眠に向けての体温の変化です。**体表から熱放散することで、体の深部の温度（深部体温）が下がります。深部体温が下がるときに、自然な眠気が訪れます。**

就寝前には、耳鳴りが気になるかたは、音響療法（詳しくは第四章参照）用の環境音などを流しましょう。リラックスして読書をしたり、軽いストレッチなどをしたり、自分が心地よいと思うことをして、寝るためのルーティンを作っておくことが勧められます。

★布団に入る一～一・五時間ほど前を目安に、ぬるめのお湯にゆったり浸かろう
★入浴でいったん上昇した体温（とくに深部体温）が下がるとき、眠気が訪れる

耳鳴りをよくする生活の重点ポイント③：寝る前のスマホはやめる

おそらくスマートフォン（スマホ）を使い慣れている人ほど、寝る寸前までスマホを手にして、いろいろとチェックする習慣をお持ちでしょう。

ベッドにスマホを持ち込み、寝る寸前までメールチェックなどをするのが当然の習慣になっているかたも多いに違いありません。

しかし、耳鳴りでお悩みのかたには、**寝る前にスマホを見る習慣は勧められません**。それに、スマホだけではなく、テレビを見たり、パソコン作業なども寝る前には避けたほうがいいのです。よい睡眠を得るうえでは、**少なくとも寝る一時間前までには、それら電子機器での作業を終了させておくこと**。これがとても大事です。

なぜ、そうする必要があるのでしょうか。

その理由の一つが、**ブルーライトの影響を避ける**ためです。

スマートフォンなどから出る光にはブルーライトと呼ばれる青色光が入っています。ブルーライトは目に見える光の中で最も波長が短く、エネルギーが強いといわれています。**夜にブルーライトを浴びると、脳は、ブルーライトを含む明るい光によって、いまが昼だと判断し、体内時計に作用して睡眠を促すメラトニンの分泌を抑制してしまう**のです。その結果、眠れなくなると考えられています。

とくにスマホは、テレビやパソコンよりもブルーライトの量が多く、一説によると、エスプレッソ二杯分のカフェイン並みの刺激になるともいわれています。

睡眠の質をアップさせるためにできること

・ブルーライトをカットできる、スマホ用の画面シールやメガネを利用する
・スマホの機種によってはブルーライトを調整する機能がついているものもあるので、それを活用する
・スマホの調整機能がない場合、スマホの画面の輝度を暗くする
・寝る一時間くらい前から、部屋のLED照明をやや暗くしておく
・夜間にコンビニなどの強い照明の店舗に行くのを控える
・目覚ましがわりにスマホを使うのをやめ、目覚まし時計で起きる

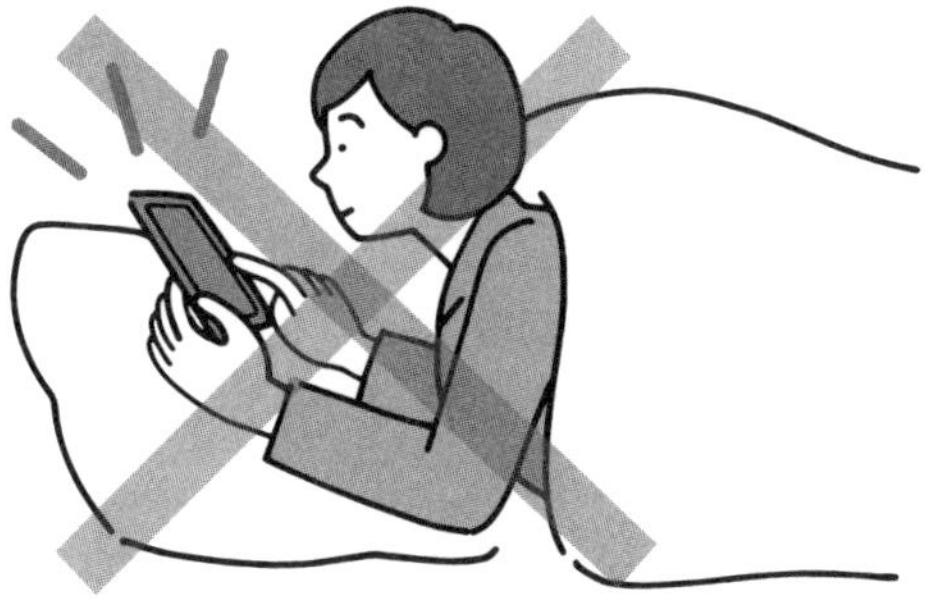

カフェインを飲んだときのように覚醒度が上がるということは、それだけ交感神経が優位になっているといえます。

耳鳴りでお悩みのかたは、元々耳鳴りによるストレスや不眠状態によって、交感神経が優位になっているわけですから、これ以上その状態を強めないため、その点でも、寝る寸前のスマホなどを避けてほしいのです。

いうまでもありませんが、寝る寸前までパソコン作業などで頭を使っていれば、これも交感神経の緊張を高め、寝つきを悪くさせる要因となります。

睡眠の質をアップするためにやっておくとよいことを、上にリストアップしておき

ましょう。

★寝る前にスマホなどのブルーライトを浴びると、脳が覚醒し眠れなくなる
★寝る一時間前までには、スマホやパソコン作業は終了させておく
★夜間、コンビニに行かないなど、ブルーライトをカットする工夫をする

耳鳴りをよくする生活の重点ポイント④：カフェイン・アルコールは要注意

耳鳴りを悪化させる要因として、コーヒーをはじめとするカフェイン飲料やアルコールのリスクについては既にお話ししていますが、ここでは、主に睡眠との関連から説明しておきましょう。

カフェインには優れた覚醒効果がありますが、それだけに、その成分が最も睡眠を妨げる要因になりうることは明らかです。

コーヒー一杯に含まれるカフェインの半減期（体内で半分まで減るのに要する時間）は、

五～七時間。完全に代謝されるには、約一〇時間かかるとされています。

コーヒーのカフェインはこれだけの時間、体の中に残るわけですから、いったんカフェインを飲んでしまうと、カフェインの影響が及んでいる間、眠りにくくなる可能性があることになります。

しかもやっかいなのは、カフェインには依存性がある点。常習すると、体が疲れているのに目が冴えて眠れない状態に陥ることさえあるでしょう。

本書ではカフェインを含む飲料を一切飲まないことを提案していますが、コーヒーをどうしても飲みたくなるかたもいらっしゃるかもしれません。

そうしたかたがカフェインを多く含む飲み物を飲むとしたら、**午前中のうちに飲むこと**をお勧めします。また、ノンカフェインコーヒーであれば、いつ飲んでもかまいません。

そして、**遅くとも寝る五～六時間前になったら、摂取を控えてください。**

また、眠るために、寝酒と称してアルコールを摂取する人がいますが、これは極力やめたほうがいい習慣です。

アルコールを摂取すると、一時的に血中のアルコール濃度が高くなり、鎮静作用が働いて眠くなります。ただし、この入眠作用は三時間ほどで効果が切れます。その後は、アルコールが分解され、代謝されてできるアセトアルデヒドに覚醒効果があるため、**寝酒を飲んで眠ると、結局、眠りが浅くなってしまう**のです。

しかも、毎晩飲み続けていると耐性ができてしまうために、いつもの量では眠れなくなり、だんだん寝酒の量が増えていくおそれがあります。まさしく悪循環で、いいことは何もありません。

ただし、お酒が好きなかたの中には、全くアルコールを飲んではいけないとなると、それこそが大きなストレスになるかたもいらっしゃるでしょう。

アルコールを摂取するなら、寝る三時間くらい前まで。ビールなら中びん一本、日本酒なら一合程度にとどめておきましょう。

なお蒸留酒、なかでも〝焼酎のお湯割り〟は、適量であれば血流がよくなるので効果的です。

★カフェイン飲料は、昼以降からはなるべく飲まない
★アルコールを飲むなら、寝る三時間前くらいまで、適量にとどめる

耳鳴りをよくする生活の重点ポイント⑤：適切な運動習慣も必要

みなさんも、よく運動した日には、ぐっすり眠れたという経験をお持ちのかたも多いのではないでしょうか。

運動習慣のある人には不眠が少ないことが、多くの研究でわかっています。

重要なのが、**習慣的な運動の効果**。

運動を習慣化することにより、寝つきがよくなり、夜中に目を覚ます中途覚醒がへり、深い睡眠が得られるようになり、全体の睡眠時間も長くなっていくなど、多くの効果が得られます。

とくに高齢者には、耳鳴りがなくとも、不眠に陥りやすいかたが少なくありません。夜よく眠れるようになるために、適切な運動習慣をつけていきましょう。

運動には、ウォーキングやジョギングなどの有酸素運動と、筋トレなどの無酸素運動の二つのタイプの運動がありますが、どちらを行ってもいいでしょう。

運動は、三日坊主では効果がありませんから、自分が継続できそうな運動を選んでくだ

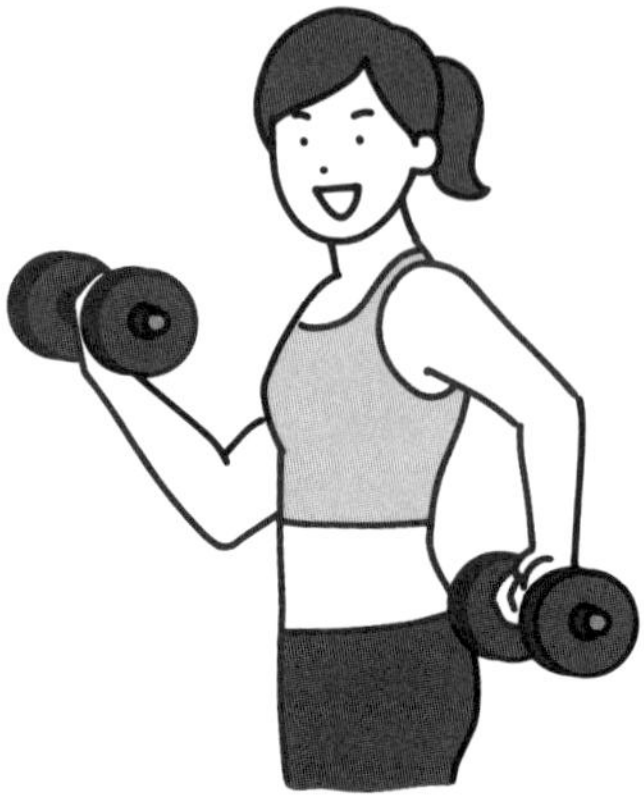

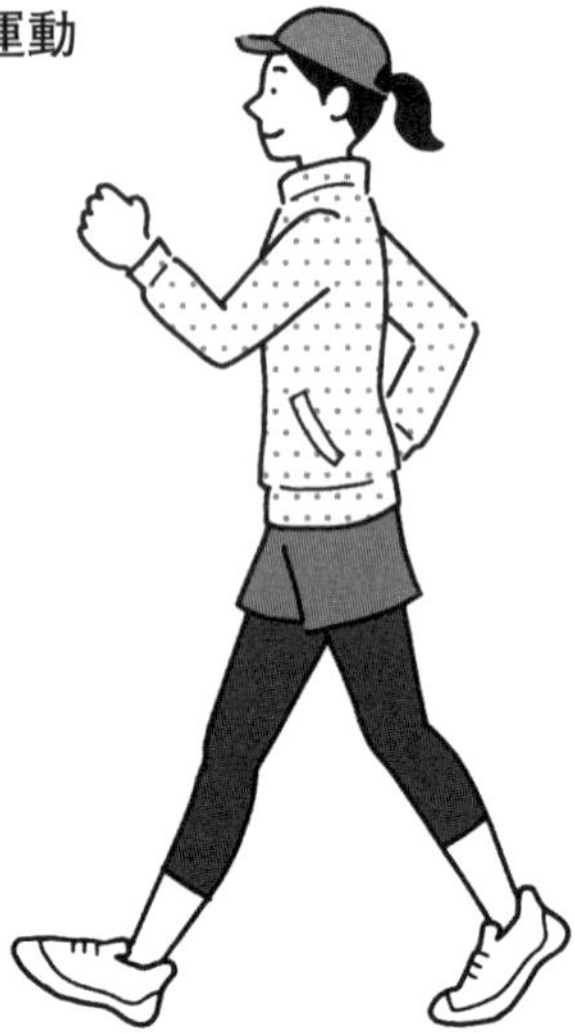

ウォーキングなどの有酸素運動と、筋トレなどの無酸素運動のどちらを行ってもよい

さい。

特定の運動に限らず、**ふだんの生活でなるべく体を動かすよう心がける**ことも大切です。

通勤にバスや電車などの交通手段を使っているかたなら、最寄り駅の一駅前で降りて歩くとか、駅などでもエスカレーターを使わず階段を利用するといったことです。

こまめに体を動かす習慣をつけましょう。

また、運動を行うタイミングも重要です。**より効果的なのは、夕方から夜（就寝の一～二時間前）の運動**です。

運動をして体温を上げておくと、ちょうど布団に入るころに体温が下がってくるでしょう。

本書では、食事内容を工夫し、適切な時間に入浴をすることによって、寝る前に深部体温を下げることを提案してきました。運動もその一連のルーティンの中に組み込んで、習慣的に行えるようになると理想的です。

ただし、**寝る直前に強度の高い運動（筋トレなど）は控えてください。強度の高い運動を行うと、体と脳を興奮させ、交感神経が優位になってしまうおそれがあり、安眠の妨げともなります**から、激しい運動は控えたほうがよいのです。

★適切な運動習慣をつけることも、いい睡眠をもたらす重要な要素
★夕方から夜にかけての運動が効果的
★寝る直前の激しい運動は禁止

耳鳴りをよくする生活の重点ポイント⑥：趣味を見つけてストレス解消

現代社会では、多くのかたたちがストレスにさらされています。ストレスがかかると、交感神経が過緊張状態となり、自律神経のバランスが崩れやすくなります。

耳鳴りも、ストレスの一つとなるもので、耳鳴りが続くことで自律神経のバランスはいよいよ崩れやすくなります。

うまくストレス解消ができるなら、それは、自律神経のバランスを取り戻し、よく眠れるようになるだけではなく、耳鳴りの症状にもよい影響を及ぼすでしょう。

しかし、「ストレスを解消しよう」と言葉ではいっても、なかなかうまくいかないのも事実です。

そもそも、いったいどんなことをしてストレスを解消したらいいのか、わからないといったかたもいらっしゃるかもしれません。

そこで、最もわかりやすい例を挙げましょう。

ストレス解消の最も手軽な手段の一つに、趣味を持つことがあります。

趣味を楽しんでいる間は、副交感神経が優位となります。

つまり、**趣味を習慣として楽しむようになれば、それだけ副交感神経が優位のリラックスした時間がふえることになり、ストレスも減っていく**というわけです。

それに、そもそも趣味に没頭している間は、耳鳴りも聞こえなくなっているのではないでしょうか。

ただ、この提案があてはまるのは、これまで、これといった趣味を持たずにきてしまったかたということになります。

仕事に追われて趣味を楽しむ余裕や時間がなかったかたや、元々無趣味だったかたなど、人によっていろいろな事情があるでしょう。

これまで趣味と無縁だったかたが新たに趣味を見つけたいと考えたとき、どのようにしたらよいでしょうか。

自分の性格や好みに合わない趣味を選んでしまうと、あまり楽しむことができず、かえってストレスがたまってしまうケースもよくあります。

ポイントは、**自分の好みに合った趣味の方向性を見出すこと**です。

方向性は、大きく二つにわけることができます。

●趣味の方向性

①人と交流することが好きな社交的なタイプ

②一人で静かにすごすのが好きなタイプ

このどちらかで、当然ながら、選ぶべき趣味が全く違ってきます。また、外ですごすのが好きか、家ですごすのが好きかでも違いが出てくるでしょう。

社交的で、外出好きなかたなら、イベントに参加したり、スポーツジムに所属したりするのも一つの選択になります。

家で一人で静かにすごすのが好きなかたなら、家で本を読む、映画を観る、音楽を聞く、お香を焚いて瞑想するといった方向性が見えてきます。

一人が好きで、しかも外出が好きなら、サイクリングやジョギング、一人で美術館巡りでもいいのです。

こうした二択で選択肢を考えていくと、自分の好みの趣味が見えてくる可能性が高いので、ぜひ試してみてください。

また、**趣味を楽しむとき、大事なのは、人と比べないこと。**

自分のための趣味なのですから、人と比べてもいいことは何もありません（かえってストレスをふやしてしまうおそれもあります）。

それから趣味は、自分の心地よいと感じることを、あくまでも自分のペースで行うことが肝心です。

耳鳴りがしているのも忘れてしまうくらい、夢中になれる趣味を見つけてみましょう。

★趣味を楽しんでいる間は副交感神経が優位となり、ストレス解消にも有効
★趣味では、人と比べない
★耳鳴りが聞こえなくなるくらい没頭できる趣味を見つけよう！

耳鳴りをよくする生活の重点ポイント⑦：禁煙、これは絶対

タバコには、ニコチン、タール、一酸化炭素といった有害物質が含まれています。これらは私たちの体にとって大変有害な物質であり、耳鳴りを引き起こす原因にもなります。

タバコのニコチンは、毛細血管を収縮させます。毛細血管は、全身の末端まで酸素と栄養素を届けていますが、とくに内耳の血管はクモの糸のように細く、血管条と呼ばれてい

ます。

ここにニコチンの害が及ぶと血管がより細くなり、血液が流れにくくなっていきます。しかも、ニコチンに含まれる一酸化炭素は、赤血球と酸素の結合を妨げる働きもあります。

このため、**タバコを吸っていると、内耳に届く血流量が減り、内耳への酸素供給量を著しく減らしてしまう**ことになります。耳鳴りの起こりやすい条件を作りだすといってもよいでしょう。

また、**タバコは動脈硬化を進行させてしまう有力な要因**となります。

動脈硬化が進めば進むほど、脳や心臓に重篤な疾患が起こるリスクが高まってきます。たとえば、脳の血流が途切れて、一時的に虚血状態が生じる病態が「一過性脳虚血発作」です。

このとき、めまいや、耳鳴り（ドクンドクンという拍動性耳鳴り）が生じます。

第一章でお話ししてきたとおり、拍動性耳鳴りは、脳の危険を知らせるシグナルでもあるので、注意が必要です。

耳鳴りを治すために、**喫煙者は、さっそく今日からタバコをやめてください。耳鳴りをよくするには絶対の条件**といってもいいすぎではありません。

動脈硬化を予防し、重篤な疾患を引き起こさないためにも、禁煙は欠かせないのです。

とはいえ、タバコは非常に依存性の高い嗜好品です。

タバコを吸っている人は、「健康のためによくない」と頭でわかってはいても、なかなかやめられません。

「喫煙なんて考えられない！」という患者さんにも、たくさん会ってきました。

なかには、「本数を減らせばいいですね」と答える患者さんもいます。

しかし、**耳鳴りを改善するうえでは、節煙は無意味**と考えてください。

なぜなら、喫煙者は既にこれまでの喫煙によって、内耳に相当なダメージを受けているはずだからです。そのうえで吸い続けるとしたら、本数を少なくしても健康被害は着実にふえていきます。

過去に喫煙していた人も、気をつける必要があります。

既に耳鳴りが生じているとすれば、それは過去の喫煙のダメージが発症の一因となっている可能性があります。

禁煙に何度もチャレンジしたが失敗してしまったという人は、**禁煙外来を受診**し、相談

耳鳴り改善には禁煙が絶対条件

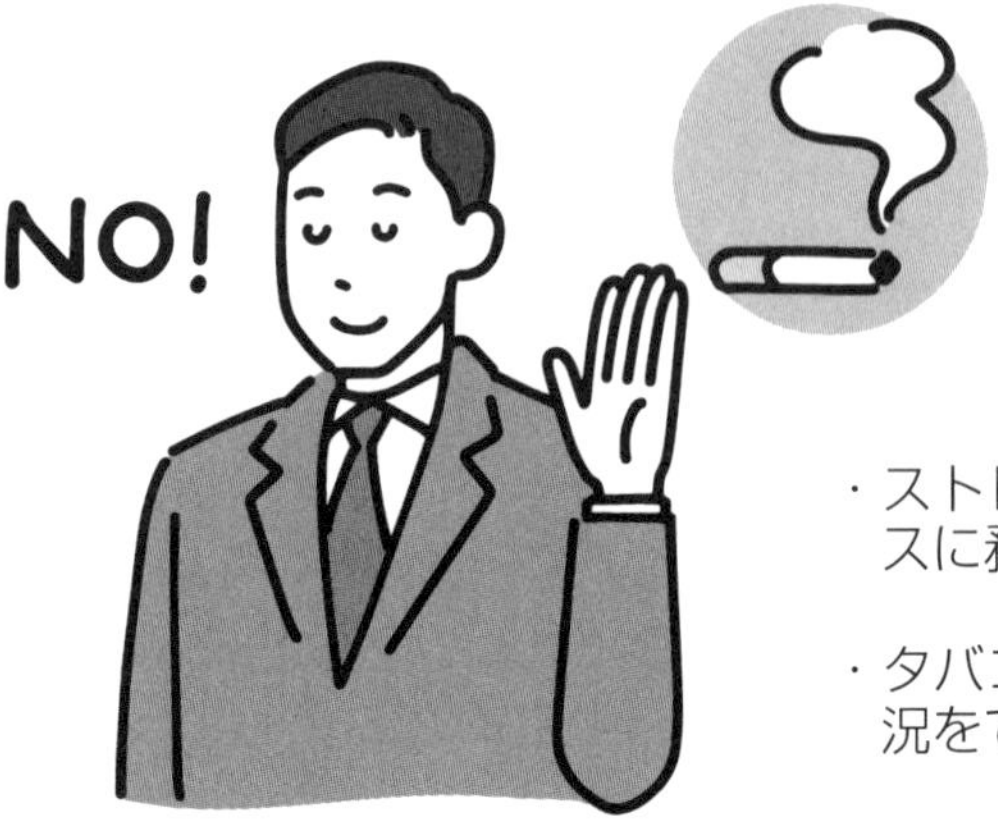

- 節煙には意味がない
- これ以上、内耳に負担をかけないようにする
- 本当につらいのは最初の2週間
- ストレス対策をして、リラックスに努める
- タバコを吸いたくなるような状況をできるだけ避ける

するのも一つの方法です。

近年では、禁煙治療も進んでいますし、よい薬もあります。耳鳴りを治すために、そうしたものも積極的に利用してみましょう。

禁煙が苦しいのは最初の二週間です。二週間をすぎると、ニコチンへの依存が弱まり、しだいにタバコのない生活に慣れていくことができます。

タバコは、ストレスを感じるときほど吸いたくなるものです。

そんなときは、**ゆっくりと水を飲む、ガムを噛む、歯を磨く、外に出て深呼吸する、散歩に出かける、軽いストレッチをする**など、リラックスに努めてみましょう。

これに対して、コーヒーを飲む、喫茶店やカフェに入る、喫煙者とお酒を飲むなどといったタバコを吸いたくなるような状況を、できるだけ避けることも重要です。

★耳鳴りをよくするため、禁煙は絶対の条件
★やめられない人は禁煙外来の受診も
★禁煙は最初の二週間を乗り切れるかどうかが大きな山

耳鳴りをよくする生活の重点ポイント⑧：意外な原因・顎関節症

耳鳴りの意外な原因の一つが、顎関節症によるものです。

顎関節症とは、あごの関節やあとを動かす咀嚼筋に異常が起こり、「あごが痛い」、「口が開きにくい」とか、「あごがカクカク鳴った」り、あるいは「ものが噛みにくい」といった症状が出る疾患です。

耳鳴りの人には、この顎関節症が見られることが多いのです。

あなたも顎関節症があるかどうかをチェックしてみましょう。

左右のあごの関節を人差し指で押さえてください。そのまま口を開けたり閉じたりしましょう。その際、**「カクカク」「コリコリ」といった音のする人は、顎関節症の可能性**があります。あるいは、**上下の歯を噛み合わせたとき、歯がズレてしまう人**も、顎関節症が疑われます。

ところで、なぜ顎関節症になると、耳鳴りが起こってくるのでしょうか。

顎関節症によって、あごがズレてくると、頭部のバランスの支点となる「第一頸椎」と、首の前後左右や回転の軸となる「第二頸椎」にゆがみが生じます。

頸椎とは、頭を支えている首の骨ですが、七つの小さな骨が積み上がってできています。

第一頸椎と第二頸椎にゆがみが起こると、頭部が傾いてねじれてきます。

しかも、脳に血液を送っている首の血管も圧迫されて、血流が悪化してしまうのです。

加えて、あごのカクカク鳴る音や、痛みなどの機械的な刺激が、あごのそばにある内耳に大きな負担をもたらします。顎関節症があると，内耳は、このような異常の負担を常に受け続けてしまうことになります。

スウェーデンの研究では、**一二〇人の耳鳴りの患者さんを対象に調査したところ、九六**

顎関節症のセルフケア

・物を食べるとき以外、上下の歯を強く接ふさせない
・不意に口を大きく開けない（あくびのときなどに要注意）
・よい姿勢を保つ
・あおむけで寝る（ただし、いびきや睡眠時無呼吸症候群を伴う人は横向き寝がよい）
・高い枕は首に負担をかけるので使わない
・あごの周辺や首の筋肉を柔軟にする（口の開閉運動や、あごを左右に動かす、首のストレッチなどをする）
・鼻呼吸を心がける
・こまめな掃除で室内にホコリを舞わせない（顎関節症につながる鼻づまりの起こりやすい環境の改善）

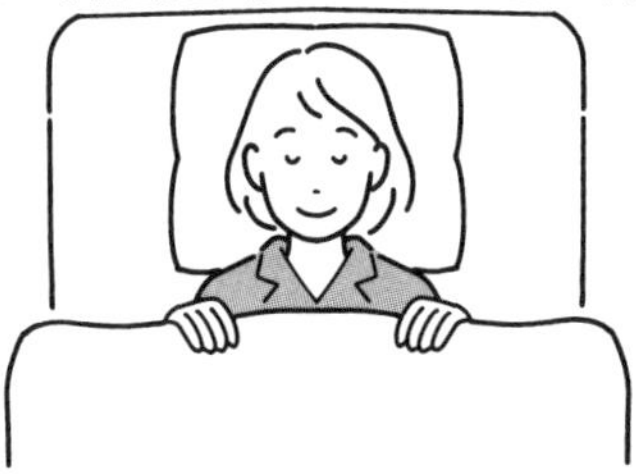

人（八〇％）に顎関節症が見つかったと報告されています。このうちの七三人に顎関節症の治療を行うと、二年後には、四三％の患者さんの耳鳴りが改善したのです。

これは一例ですが、欧米では耳鳴りと顎関節症の関連について研究が熱心に勧められています。

顎関節症の治療は、口腔外科で受けられます。また、顎関節症の治療に熱心な歯科医師もいます。もしも自分の耳鳴りが顎関節症からきている疑いがある場合、**こうした専門医を受診することも選択肢の一つ**となります。

なお、顎関節症の予防や改善のため、ふだんの生活から心がけるとよいことがあります。それを上にリストアップしました。

★耳鳴りの意外な原因が顎関節症
★スウェーデンの研究では、耳鳴りの八割に顎関節症が見つかっている

耳鳴りをよくする生活の重点ポイント⑨：意外な原因・毛染め

耳鳴りの**意外な原因の一つとされるものが、毛染め液**です。

なぜ、毛染め液によって、耳鳴りが起こってくるのでしょうか。

毛染め液の中には、鉄や銅などの鉱物質や、有害な化学物質が含まれています。**アニリン色素の誘導体（アニリンを変化させた化学物質）**もその一つです。

アニリン色素はもともと染料の成分です。ただし、毒性が非常に強いため、最近は化学変化を起こさせた誘導体が使われています。しかし、誘導体に形を変えたとはいえ、アニリンの毒性は強力に残っています。

しかも、アニリン色素の誘導体は、頭皮から脳に染み込みやすく、排出されにくい性質があります。このため、毛染めをくり返している人は、アニリン色素の誘導体の、脳への

影響がとくに大きくなるおそれがあります。

そして、その悪影響を最も受けやすいのが、前庭小脳《ぜんていしょうのう》という部位です。

前庭小脳は、小脳の一部です。小脳は、知覚と運動機能、体の平衡感覚をつかさどっています。

前庭小脳には、耳や目の働きをコントロールする役目があります。ですから、**ここがアニリン色素の誘導体に害されると、めまいや難聴だけでなく、耳鳴りを起こしやすくなる**のです。

かつて二回ほど、日本でも、毛染め液の害に対して、当時の厚生省薬務局によって、警告が出されたことがありました（一九六一年一一月八日、一九七八年八月六日）。

毛染め液の使用が、難病の再生不良性貧血（悪性の貧血）の発症につながるリスクがあるという調査結果が公表されたこともありました。再生不良性貧血は、「血液のがん」ともいわれる危険な病気です。

しかし、その警告は全く社会に伝わっていないといってよいでしょう。

日本では、毛染め液の害に対する認識がとても低いのです。

白髪染めだけではなく、黒髪を違う色に変える、おしゃれ染め用の液剤も多く販売され、テレビコマーシャルが毎日放送されています。

実に、国民の六割以上が毛染めをしているという推計もあります。

毛染めをくり返していれば、必ず耳鳴りになるかといったら、そうはいい切れません。

アニリン色素がどう働くのか、その体質には個人差があるからです。

しかも、自分の前庭小脳や耳が毛染め液にどんな反応をするかは、症状が出て初めてわかることです。

しかし、それでは遅すぎます。

毛染めをくり返すと、その害は確実に蓄積されていきます。

もしもいま、耳鳴りにお悩みで、毛染めを長年行ってきたという人は、これ以上毛染めを続けないことをお勧めしたいと思います。

★耳鳴りの意外な原因が毛染め液
★毛染めの液のアニリン色素が頭皮から浸透し、耳に害を及ぼすリスクがある
★日本では毛染め液の害に対する認識がとても低い

耳鳴りをよくする生活の重点ポイント⑩：意外な原因・シンナー

シンナーなどの有機溶剤も、意外な耳鳴りの原因となります。

仕事などで接着剤や塗料などを気軽に使っている人は多いでしょう。仕事で使っている間に、それと気づかずに、有機溶剤の中毒を起こし、耳鳴りやめまいを訴えて来院される人がいます。

かつては、プラモデル（プラスチックの模型）作りが大流行した際、シンナーの中毒症状を起こした子どもたちが大勢いました。

最近では、プラモデルによる子どもたちの中毒は少なくなりましたが、夏休みの宿題で工作をしていてシンナー中毒を起こし、来院する子がいます。

また、自宅のリフォームなどで、ＤＩＹ（いわゆる日曜大工）に熱中する人、ネイリスト（爪に関する仕事をする人）などに、有機溶剤による中毒症状がときどき見られます。

有機溶剤による中毒症状には、**耳鳴りや頭痛、頭重感、目のかすみ、ものが二重に見える、めまいや吐き気などの平衡障害**があり、診察時には、眼球が独特の動きを見せるなど、多彩な症状が現れます。

その病名は「中脳水道周辺症候群」と呼ばれています。脳幹にある中脳を中心に、小脳にも異常が生じる疾患です。

有機溶剤が脳に与える影響は非常に大きいのです。

脳は一度変性してしまうと、もとに戻すことが難しく、多くの場合、後遺症を残します。その後遺症の一つが、耳鳴りや拍動性の耳鳴り、めまいです。

しかも、有機溶剤の使用をやめても、症状が進行してしまうというおそろしい側面も持っています。

シンナー臭のする接着剤や塗料を使う際は、すべての窓を開け放つなど、十分すぎるほどの換気を行ってください。

なお、有機溶剤は、農薬や工業用品にも含まれており、その中毒症が職業病となってしまうケースもあります。

有機溶剤の成分は揮発性が高く、呼吸から取り込むほかに、皮膚からも吸収されます。

仕事で使用する人は、**吸い込む量をできるだけ抑えるために防御マスクなどの装備に加**

えて、**肌を極力隠して作業する**など、有機溶剤に対する注意を怠らずに扱っていくことが求められています。

★有機溶剤の中毒が耳鳴りの原因となる
★有機溶剤の使用をやめても、症状が進行することもある
★成分が揮発性、かつ、経皮吸収もあるため、防御マスクのほかに、皮膚を隠して作業する必要あり

耳鳴りをよくする生活の重点ポイント⑪：ヘッドホン、イヤホンに注意

かつて、「子どもには耳鳴りはない」といわれてきました。

有機溶剤による中毒症状を除けば、子どもや若者が耳鳴りになるケースはほとんどなかったのです。

ところが、**最近、耳鳴りの低年齢化**が目立ってきています。

その**原因の一つが、ヘッドホン、イヤホンの長時間の利用**です。

小型の携帯用の音楽再生機器が発売されてからというもの、ヘッドホンやイヤホンで耳をふさいで音楽を聴く若い人をたくさん見かけるようになりました。

電車の中や歩行中、そして、自転車に乗っている時やジョギング中も、耳をふさいで音楽を聴いています。

現在では、音楽再生機器のかわりに、みんながスマートフォン（スマホ）で音楽を聴いています。

みなさん、音楽が好きで聴いているのだとは思いますが、しかし、そうやって**四六時中ヘッドホン、イヤホンで音楽を聴いているということは、耳にかかる負担が非常に大きい**ということを知っていただきたいのです。

音には圧力があります。これを「音圧」といいます。

耳をふさいだ状態で、直接、耳に音圧をかければ、耳にとって相当な負担となります。

長時間聴き続ければ、耳の機能が損なわれてしまうおそれがあります。

イヤホンで音楽を聴きながら眠ってしまい、朝起きたら、耳鳴りが始まっていたというケースもよくあります。

このような危険な行為を、子どもや若いころからくり返してはいけないのです。

強い音圧によって耳の機能が傷つくことを「音響外傷」といいます。

最近、若い人たちの間でもう一つ目立っているのが、コンサートやクラブなどで音響外傷を負ってしまうケースです。

密閉された空間で長時間、大音量の音源にさらされることは、内耳の細胞が損なわれる危険性が高いのです。「コンサート会場を出たときから、耳鳴りと耳がふさがった感じがとれない」と、来院する人も珍しくありません。

二〇一九年のＷＨＯ（世界保健機関）の発表によると、音楽再生機器やスマホを危険な音量で使用したり、クラブやライブイベントなどで大音量にさらされていることによって、若者を中心に世界で一一億人が難聴のリスクにさらされていると報告されています。

ほかにも、音響外傷が起こりやすい環境があります。

たとえば、**ゲームセンターやパチンコ店**などの大音響が流れている空間に長時間留まることや、**携帯電話やスマホで長時間話す**ことも危険があります。

吹奏楽部や剣道部に所属する生徒にも耳鳴りが目立ちます。耳元で大きな音にさらされ

音の種類と1日当たりの許容時間

音圧レベル(dBSPL)	1日当たりの許容基準	音の種類
130	1秒未満	航空機の離陸の音
125	3秒	雷
120	9秒	救急車や消防車のサイレン
110	28秒	コンサート会場
105	4分	工事用の重機
100	**15分**	**ドライヤー**
100	**15分**	**地下鉄車内の騒音**
95	**47分**	**オートバイ**
90	2時間30分	芝刈り機
85	8時間	街頭騒音
75	リスクなし	掃除機
70	リスクなし	洗濯機・乾燥機
65	リスクなし	エアコン
60	リスクなし	イヤホンで適度の音量設定

るリスクが高いからです。

職業からくる耳鳴りもあります。**工事現場や工場**など、騒音や振動が大きいところで仕事をしている人も、耳鳴りのリスクが高くなります。

こうした環境で仕事をしている人は、可能ならば、耳栓をするなどの対策を講じる必要があります。

むろん、スマホで長時間音楽を聴いたりすることはお勧めできません。できるだけ短時間にとどめて、耳を休める時間をつくってください。

音響外傷による**治療は、ステロイド薬を用いますが、内耳が音響によって損なわれてしまい、器質的変化が起こ**

ってしまうと、**治療は非常に困難**になります。

このため、音響外傷は、予防がとても重要です。

イヤホンやヘッドホンでの音楽鑑賞は、音量にもよりますが一日一時間以内にとどめるようにと、WHOからも警告が出ています。音量は六〇dBくらいがよいでしょう。

★ヘッドホン、イヤホンの使用は一日一時間以内で
★音響外傷がひどいと治らない。だからこそ予防が大事

耳鳴りをよくする生活の重点ポイント⑫：耳掃除はしないほうがいい

耳掃除が原因で耳鳴りが起こることがあります。

耳かきやめん棒などを使って耳掃除をやりすぎると、その刺激によって外耳道の毛細血管が発達しすぎてしまい、中耳の耳小骨にまで入り込んでしまうことがあります。

そうした人は、診察室で鼓膜を見るとすぐにわかります。

中耳炎でもないのに、鼓膜が赤くなっているのです。

こうなると、耳の中で**「カサカサ」「ガサガサ」**という耳鳴りが聞こえてきます。鼓膜が炎症を起こしている状態であるため、耳の中がつまった感じや、聴力の低下を訴える人もいます。

耳の奥の不快な感覚が気になって、さらに耳掃除をしてしまう人も少なくありません。

一方、耳垢がたまりすぎて、耳鳴りの症状が出てくる人もいます。

これが、**耳《じ》垢《こう》塞《そく》栓《せん》**です。耳垢が外耳道をふさぐと聞こえが悪くなります。さらに耳垢がふえると、外耳道を圧迫して、痛みを感じることもあります。

この耳垢塞栓が起こる原因の一つも、耳掃除です。

耳かきやめん棒で耳掃除をしようとして、逆に、耳垢を奥に押し込んでしまうケースが多いのです。

また、プールなどで水の中にもぐると、耳の奥の耳垢がふやけて、耳づまりを感じる人もいます。

通常、健康な状態の耳であれば、耳掃除をしなくとも、耳垢は自然とはがれ落ちるのです。

ですから、日常的な耳掃除は必要ありません。

耳掃除をしないと、耳がふさがった感じが起こる人は、耳鼻科を受診して、耳垢を取ってもらうことをお勧めします。

「かゆくて耳かきをしたくなる」という人は、既に外耳に炎症が起こっているおそれがあります。

外耳道の皮膚はとても薄く傷つきやすいのです。

傷がつけば、カビや細菌が感染しやすくなり、感染すれば炎症が起こります。これを「外耳炎」といいます。耳の穴が腫れて、化膿してしまうのです。ひどくなると、耳の穴がふさがり、聞こえが悪くなり、耳鳴りも悪化しかねません。

「カサカサ」「ガサガサ」といった耳鳴りを改善・予防するには、**今日ですっぱり耳掃除をやめること。これも立派なセルフケアです。**

★耳掃除のやりすぎも耳鳴りの原因となる
★耳掃除をきっぱりやめることも立派な耳鳴りの予防・改善のセルフケア

最後のまとめ

最後に、本書の提案してきた耳鳴りケアをまとめておきます。
耳鳴りをよくするために行ってほしいこととして、三つのケアを提案してきました。

●症状改善のための耳鳴りケア

・耳鳴りケア①：教育的カウンセリング
・耳鳴りケア②：耳鳴りをよくする食事
・耳鳴りケア③：耳鳴りをよくする生活の工夫
（・耳鳴りケア④：音響療法）

追加の項目として、音響療法もつけ加えています。
これらは、いずれも実践できることばかりです。
教育的カウンセリングについても、既に、耳鳴りがそこまでおそろしいものではないとご理解いただけているのではないかと思います。

本書をここまでお読みいただき、耳鳴りをなんとかうまくケアしてコントロールしようという心構えができたなら、それだけで耳鳴りがいくぶんか軽くなったように感じているかたも多いのではないでしょうか。

あとは実践あるのみです。

きっとよくなる。

そう信じて、耳によいケアを一日一日実践していきましょう！

おわりに

これまで、数えきれないほどたくさんの耳鳴りの患者さんの悩みに耳を傾けてきました。
「頭の中で、セミの大群が大音量で鳴いているようだ」
「二四時間、キーンという高音の耳鳴りがしていて耐えがたい」
「キーンという耳鳴りだけではなく、ジーッという音もしていて、それ以外にも何種類かの音が同時に鳴っており、まるで大きな交差点の真ん中に立っているようで、心がまったく休まらない」

患者さんの訴えをこう並べてみると、耳鳴りの悩みがいかにつらいものであるか、少しは伝えることができるのではないでしょうか。

そんなつらい耳鳴りにお悩みのかたたちからは、現在の苦しい状況をなんとかよくしたいと願い、そのために、「ふだんの生活では、どんな点に注意したらよいですか」とアドバイスを求められることがしばしばあります。

耳鼻咽喉科で提供できる薬物療法や音響療法などの指導以外にも、耳鳴りが少しでもよくなることがあれば何でも試してみたい。そうお考えになっているかたが多いのです。

また、その一方で、「**病院にはかかっていないものの、耳鳴りについて悩んでいるかたも、きっとたくさんいらっしゃる。そして、そのかたたちも日常生活でできる耳鳴りのケアを求めているのではないか**」という思いがありました。

耳鳴りのケアは、通院中の深刻な耳鳴りにお悩みのかたにとってだけではなく、まだ病院などにもかかっておらず、耳鳴りのことで悩んでいるかたにとっても貴重なものになるはずです。

なぜなら、**本書の主たるテーマとなっている睡眠や自律神経の問題は、重症の耳鳴りに悩む人にとっても、耳鳴りが気になり始めたかたにとっても、共通の悩み**であるからです。

そんなみなさんの助けとなる本はできないか。

それが、本書の出発点の一つでもあったといってよいでしょう。

本書は、現在、通院中で耳鳴りがよくならず苦しむ患者さんや、まだ、病院には通っていないものの、やはり、耳鳴りのことで悩んでいる多くのかたたちに寄り添い、耳鳴りのつらさを少しでも減らす情報を届けたいという意図から作成されたものです。

また、本書では、耳鳴りに関する最新の医学情報を提供するとともに、日々の診療の中で、みなさんからの求めの多い疑問や問いかけに対しても、できる限り答えようと心がけました。

そうした意味では、本書は、耳鳴りにお悩みのみなさんといっしょに作り上げた本といってもいいでしょう。

耳鳴りについてよく知り理解することで、不安や恐怖心を振り払うことができれば、それが耳鳴りのつらさを軽減する効果的な手立ての一つとなります。

そして何より、**本書は読んだらすぐに実行できることから組み立てられています。**

なかなか治りにくい耳鳴りをよくしていくためには、**ただ、薬を飲んだりしているだけではなく、具体的な行動を起こすことがとても重要**です。

というのも、耳鳴りに悩むようになると、どうしても物事を悪いほう悪いほうへと考えてしまいがちになるものです。

「この耳鳴りがずっとずっと続くのか」「そうなったらとてもやっていけない」などなど。

マイナス思考が症状の悪化や自律神経の乱れを呼び起こします。自分を責めたり、家に閉じこもりがちになったり、負の循環に巻き込まれていってしまいます。

そんなマイナス思考から抜け出して、物事を前向きに見ていくポジティブ思考への転換のきっかけを作ること。それも、本書の狙いの一つとしてありました。

前向きに物事をとらえられるようになるためにも、具体的に行動を起こすことはとても大事です。

明日の朝から早起きして、朝日を浴びてみましょう。

白湯を飲み、朝食でしっかり体を温めていきましょう。

すべてを一度に変えようとする必要はありません。無理は禁物。

まず、できるところから、変えられそうなところからスタートし、一日一日やれることを積み重ねていきましょう。

その積み重ねが、耳鳴りを少しずつよくすることへとつながっていく。そう信じて。

担当医から突き放すような言葉をかけられて、「耳鳴りとは一生つきあっていかなくてはならないのか」「もう治らないのか」と、がっかりなさっていたかたも、本書を読むことで考えかたが変わってきているのではないでしょうか。

耳鳴りが完治するのが理想ですが、たとえ、完治しなくとも、

「これくらいなら、耳鳴りともなんとかつきあっていけそうだ」

「最近、イライラしたり、クヨクヨすることが少なくなった」

そんなふうに気持ちの持ちようが変わるように。

明るい見通しが持てるように。

本書によってみなさんの力添えができるなら、これほど幸せなことはありません。

なお、本書の自律神経を整える食事法とその理論的背景、また、突発性難聴の治療の一つである「鼓室内注入療法」についての記載は、この二つの治療法の先駆者である坂田英明先生によるものです。

また、耳鳴りと睡眠、耳鳴りと自律神経との関連などについては、主に神崎が担当しています。

本書が少しでもみなさんの助けとなり、耳鳴りがよくなっていくかたが増えることを願っています。

二〇二五年大寒

国立病院機構東京医療センター感覚器センター聴覚障害研究室室長　神崎　晶

坂田英明（さかた・ひであき）

川越耳科学クリニック院長。埼玉医科大学総合医療センター客員教授。

1988 年、埼玉医科大学卒業後、帝京大学医学部附属病院耳鼻咽喉科助手。ドイツ・マグデブルグ大学耳鼻咽喉科研究員、目白大学保健医療学部言語聴覚学科教授を経て、2015 年に川越耳科学クリニックを開院。

日本耳鼻咽喉科頭頸部外科学会専門医、日本耳科学会代議員、日本小児耳鼻咽喉科学会評議員、日本聴覚医学会代議員。

Neurootological and Equilibriometric Society 理事長。

『The International Tinnitus Journal』編集長。

神﨑　晶（かんざき・しょう）
国立病院機構 東京医療センター 感覚器センター 聴覚・平衡覚研究部 聴覚障害研究室室長。めまい相談医。
1994 年、慶應義塾大学医学部卒業後、静岡赤十字病院、静岡市立清水病院を経て慶應義塾大学医学部大学院に入学。2002 年、大学院医学研究科修了（医学博士）。大学院在籍中にアメリカ・ミシガン大学クレスゲ聴覚研究所研究員、慶應義塾大学医学部耳鼻咽喉科専任講師（慶應義塾大学病院アレルギーセンター副センター長併任）を経て、22 年より現職。

耳鳴りをよくする食事
——名医が教える最強のセルフケア——

2025年　2月　20日　　第1版第1刷発行

著　者　　坂田英明
神﨑　晶

発行者　　高橋　考
発行所　　三和書籍

〒112-0013　東京都文京区音羽2-2-2
TEL 03-5395-4630　FAX 03-5395-4632
info@sanwa-co.com
https://www.sanwa-co.com/
印刷／製本　中央精版印刷株式会社

ISBN978-4-86251-572-8　C0077